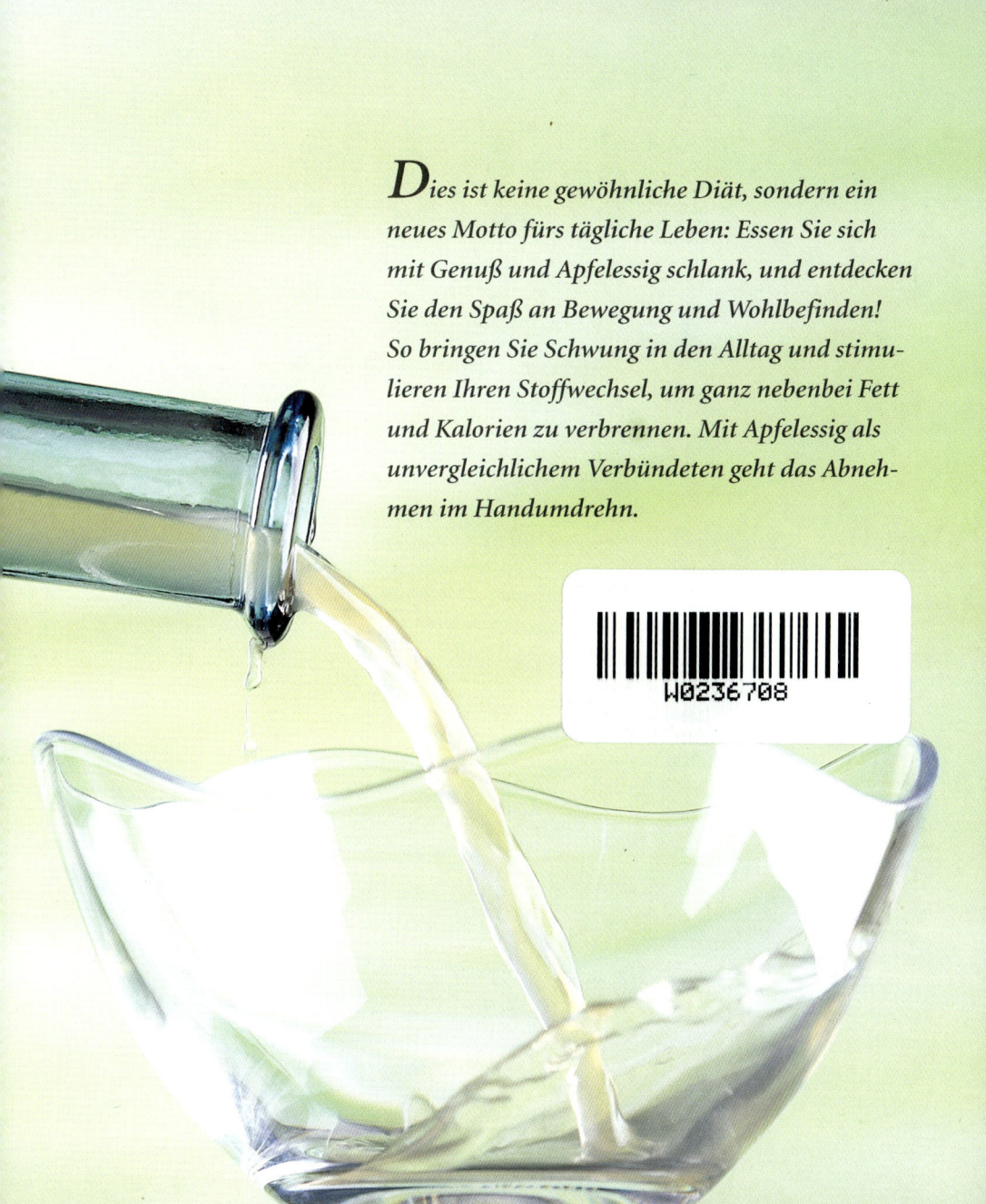

Dies ist keine gewöhnliche Diät, sondern ein neues Motto fürs tägliche Leben: Essen Sie sich mit Genuß und Apfelessig schlank, und entdecken Sie den Spaß an Bewegung und Wohlbefinden! So bringen Sie Schwung in den Alltag und stimulieren Ihren Stoffwechsel, um ganz nebenbei Fett und Kalorien zu verbrennen. Mit Apfelessig als unvergleichlichem Verbündeten geht das Abnehmen im Handumdrehn.

W0236708

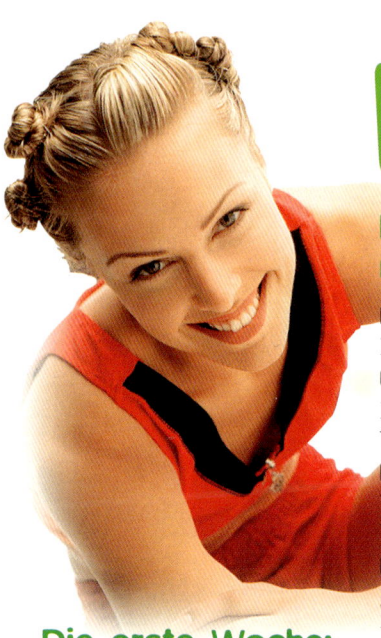

Inhalt

Durch **Dick und Dünn** mit Apfelessig

Die erste Woche: **Traumfigur** leicht gemacht 10

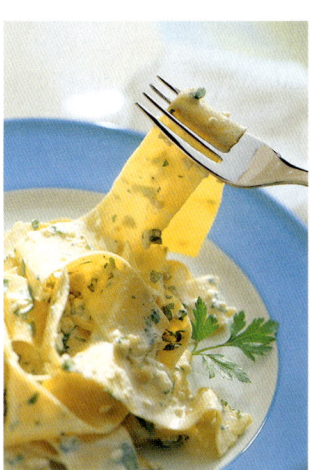

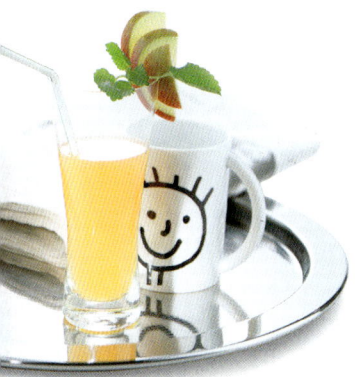

Die zweite Woche: Noch mehr
Pfunde verlieren 28

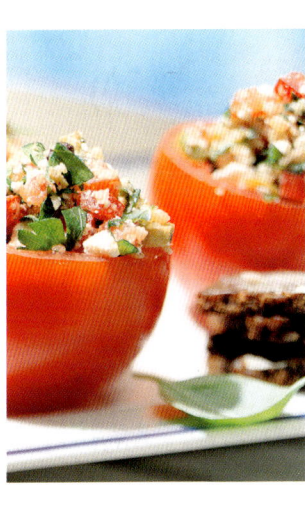

Durch
Dick
& Dünn
mit Apfelessig

**Es gibt kaum etwas, das
Apfelessig nicht kann …**

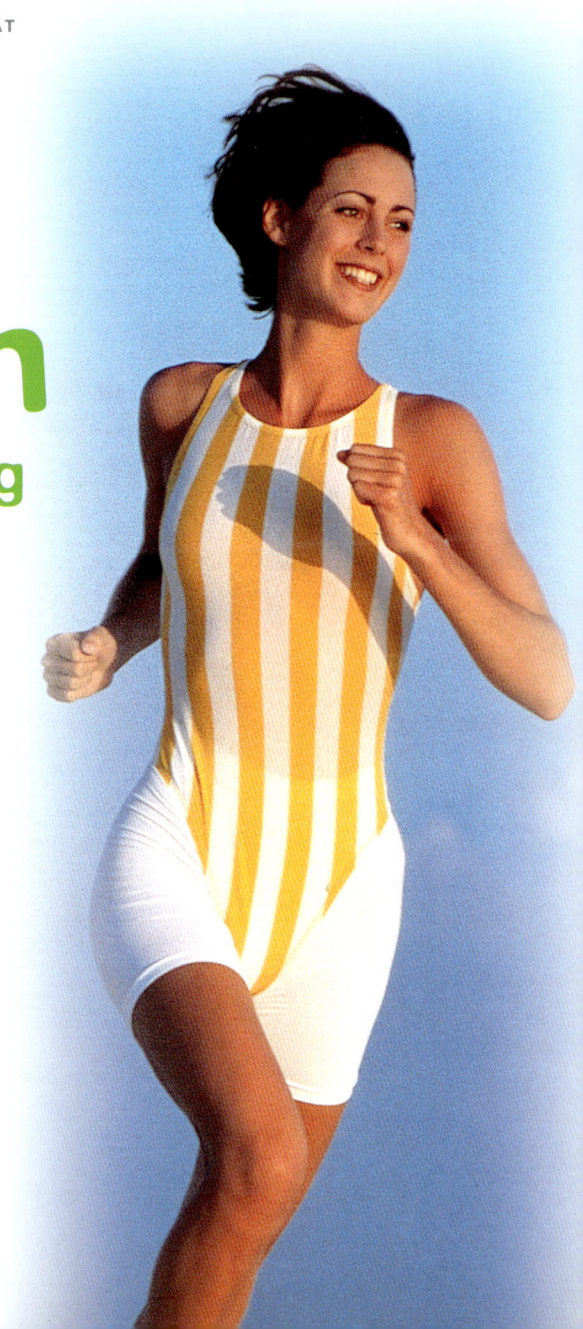

*Aus ganzen, vollreifen Äpfeln auf
schonende Weise gewonnen, bietet
Apfelessig alle wertvollen Inhaltsstoffe seines Ausgangsprodukts. Diese
machen den Essig zu einem einzig-
artigen Helfer für alle, die ihre innere
und äußere Schönheit auf natürliche Weise auf Vordermann bringen
möchte. Und Apfelessig kann noch
mehr …*

Natürliches »Universal- mittel« seit eh und je

Essig wurde schon vor Jahrtausenden vermutlich rein zufällig entdeckt, als in einem Tonkrug vergessener Fruchtsaft sauer wurde. Nach und nach fand man dann durch schlichtes Ausprobieren heraus, wie vielseitig Essig ist.

Für Küche, Gesundheit, Schönheit und Sauberkeit

Im Haushalt wurde Essig als Reinigungs- und Desinfektionsmittel eingesetzt. Auch aus der Küche war er nicht mehr wegzudenken. Essig würzte fast jede Speise und konservierte zahlreiche Lebensmittel. Der Körper reagierte auf die häufige Zufuhr: natürliche Abwehrkräfte wurden gestärkt, körperliche Leiden kuriert und die Haut bekam ein rosiges Aussehen.

Die einfache Landbevölkerung vertraute auf die Heilkraft des Essigs. Das Wissen wurde von Generation zu Generation weitergegeben. Erst nach und nach erkannte die Schulmedizin die heilende Kraft von Essig an.

Wiederentdeckt – die Kraft des Apfelessig

Eine gesunde Lebensweise ist heute mehr denn je gefragt. Deshalb ist das Interesse an natürlichen Heil- und Fitness-Mitteln groß. Daß der Apfelessig hier mit an erster Stelle steht, hat seinen guten Grund. In ihm wurde neben einer heilenden auch eine stoffwechselanregende Wirkung festgestellt, die mittlerweile sogar wissenschaftlich belegt ist.

info:

WICHTIG: DIE QUALITÄT

Apfelessig ist nicht gleich Apfelessig. Nur qualitativ hochwertiger Essig hat auch die Wirkungen, die hier beschrieben sind.

● Kaufen Sie Apfelessig nur in Naturkostläden oder in der Bio-Abteilung von Supermärkten. Die Essigsorten, die Sie dort finden, sind zwar etwas teurer, dafür aber hochwertig. Zum einen werden sie aus den ganzen, vollreifen Äpfeln aus biologisch-dynamischem Anbau gewonnen. Zum anderen garantiert die biologische Herstellungsweise mit Essigbakterien, daß der Essig frei von gesundheitsschädlichen Stoffen ist.

● Schütteln Sie die Flasche, und halten Sie sie gegen's Licht. Können Sie reichlich Schwebeteilchen, die bei der Pressung entstehen, erkennen, enthält der Apfelessig viele Vitamine, Mineralstoffe, Spurenelemente und das cholesterinsenkende Apfelpektin (Seite 7).

Unschlagbare Geheimwaffe beim Abnehmen

Apfelessig ist kein Wundermittel. Nehmen Sie ihn aber täglich und regelmäßig ein, unterstützt er Sie mit seinen wertvollen Inhaltsstoffen auf natürliche Weise beim Abnehmen.

Den Pfunden Saures geben

Apfelessig macht das Abnehmen angenehm leicht. Schnell haben Sie unnötiges Gewicht verloren.

● Apfelessig tötet schädliche Fäulnisbakterien im Darm ab und regeneriert auf diese Weise die Darmschleimhaut.

● Stoffwechsel, Verdauung und Darmtätigkeit werden angeregt, so daß Schlacken und Gifte aus dem Zellstoffwechsel schneller ausgeschieden werden können.

● Der Körper wird dabei zusätzlich entwässert und verliert an Gewicht.

Was Apfelessig ganz nebenbei sonst noch für Sie tut

● Essig hat eine kalklösende Wirkung. Nehmen Sie ihn mit der Nahrung auf, sorgt er dafür, daß Kalkablagerungen in den Blutgefäßen beseitigt

info:

Abnehmen – gesünder geht's fast nicht ...

● Da Apfelessig den Stoffwechsel anregt, sorgt er für einen erhöhten Energieverbrauch, die Fettdepots werden angezapft – man nimmt leichter ab.

● Neben seiner Wirkung beim Abnehmen führt Apfelessig dem Körper lebensnotwendige Stoffe zu, die dieser für seine Zelltätigkeit benötigt.

werden oder sich erst gar nicht festsetzen können.

● Zusätzlich bindet das im Apfelessig enthaltene Pektin schädliches Cholesterin und macht das Blut fließfähiger.

● Die Durchblutung wird angeregt, und Sie beugen somit einem Herzinfarkt oder Gehirnschlag vor.

● Außerdem steigert sich Ihre Konzentrations- und Leistungsfähigkeit.

Apfelessig kann noch mehr:

● Haben Sie säurebildende Lebensmitteln wie Kaffee, Zucker, weißes Mehl, Fleisch, Süßigkeiten oder Alkohol im Übermaß zu sich genommen, sind Blut, Zell- oder Gewebeflüssigkeit übersäu-

ert. Der Säure-Basen-Haushalt des Körpers ist aus dem Gleichgewicht geraten. Apfelessig schafft Abhilfe: Er schmeckt zwar sauer, reagiert im Körper aber alkalisch (basisch), weswegen er die pH-Werte des Blutes wieder in den Normalbereich bringt.

● Außerdem stärkt Apfelessig das Immunsystem und bekämpft krebsauslösende Freie Radikale.

Einfach
schlank werden
und sich wohlfühlen!

Mit genußvollen, kalorien-
reduzierten Gerichten, ein
wenig Sport, etwas Geduld
und Apfelessig kommen Sie
sicher ans Ziel Ihrer Träume.

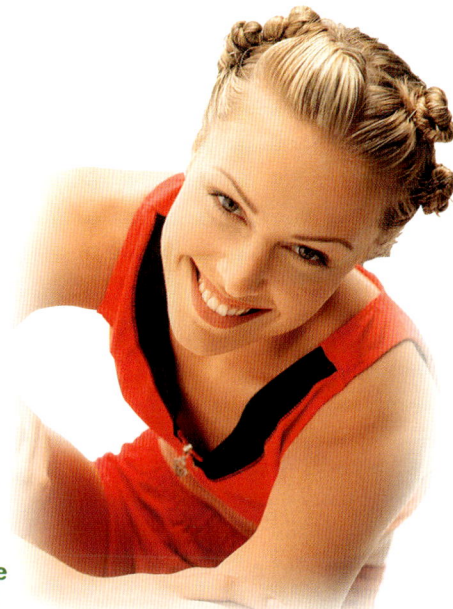

Wichtig: ein Rundum-Programm. Sonst ist's Essig mit der Diät ...

Lassen Sie sich beim Abnehmen ausreichend Zeit. Ge-
waltdiäten machen keinen
Spaß und bringen kaum
etwas. Unerwünschte Pfunde
gehen zwar rasch verloren,
setzen sich aber genauso
schnell wieder fest, wenn da-
nach wie gewohnt weiterge-
lebt wird. Eine bewußte Diät
über einen längeren Zeit-
raum läßt das Übergewicht
langsam aber sicher dahin-
schmelzen. Ausreichend
Schlaf, Ruhe, viel frische Luft
und genügend Bewegung
sind aber ebenso wichtig.

Kommen Sie in Schwung!

Hochleistungssport ist gar
nicht gefragt. Gymnastik,
lange Spaziergänge und Rad-
touren, Tanzen, Schwimmen
oder auch einfach nur täg-
liches Treppensteigen halten
fit und helfen, das Körper-
gewicht zu reduzieren.

Lassen Sie sich's gut gehn

Wohltuende Bäder oder Sau-
nagänge mit anschließender
Bürstenmassage helfen Ihnen
beim Entspannen. Treten Sie
in der Arbeit etwas kürzer;
nehmen Sie sich ausreichend
Zeit für sich selbst.

Wieviel Essig soll's denn sein?

Eine vorgeschriebene Menge
gibt es nicht. Nachgewiesen
ist, daß sechs Eßlöffel Essig
pro Tag den Körper auf keinen Fall belasten. Aber soviel
muß es nicht sein.
Finden Sie am besten selbst
heraus, wieviel Essig Ihnen
guttut.
Rechnen Sie dabei mit ein,
daß in vielen Gerichten unse-
rer Diät und in dem Drink
am Morgen ebenfalls Apfelessig enthalten ist.

Diät mal auf die leichte Tour

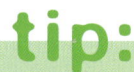

Mit täglich 1 200 Kalorien, einem morgendlichen Essig-Drink und herrlich leckeren Gerichten, die mit Apfelessig zubereitet werden, bringen Sie Ihren Körper ganz schnell dazu, auf seine Fettreserven zurückzugreifen. Allerdings sind das Glas Wein oder Bier am Abend, Süßigkeiten, jegliches Gebäck und Rauchen absolut tabu.

5mal täglich mit Genuß

Pro Tag gibt's ein Frühstück, zwei Zwischenmahlzeiten, ein Mittag- und ein Abendessen. Gleiche Mahlzeiten haben den gleichen Kaloriengehalt, so daß Sie sie nach Lust und Laune innerhalb der Wochen und Tage austauschen können.

So reicht's für alle

Jedes Rezept ist für 1 Person berechnet. Haben Sie Familie zu Hause, dürfte es für Sie ein leichtes sein, sie von den kulinarischen Köstlichkeiten zu überzeugen. Erhöhen Sie dann die Zutatenmenge entsprechend der Personenanzahl. Die Zubereitung dauert nur unwesentlich länger.

Zu zweit geht's leichter

Machen Sie die Diät mit einer Freundin. Spornen Sie sich gegenseitig an! Kochen Sie möglichst oft zusammen – dann geht's noch leichter.

tip:

SCHLANK UND FIT – MIT EIN PAAR EINFACHEN ÜBUNGEN

● **Schmale Taille:** Auf den Boden setzen, Knie anwinkeln, Füße in Brusthöhe heben. Arme anheben und von rechts nach links bewegen, Beine gegengleich mitschwingen.

● **Knackiger Po:** Auf den Rücken legen, Arme neben dem Körper. Beine anwinkeln, Po und Oberschenkel anspannen. Das Becken langsam nach oben heben, wieder absenken.

● **Flacher Bauch:** Auf den Rücken legen, Beine anwinkeln und Arme hinter dem Kopf verschränken. Kopf und Brust anheben und senken. Bauchmuskeln dabei angespannt lassen.

● **Feste Oberschenkel:** Auf den Bauch legen, Beine eng zusammen. Knie abwinkeln, soweit wie möglich nach außen grätschen. Gesäßmuskeln anspannen. Knie anheben.

● **Schöne Hüften:** Gerade hinstellen, Beine grätschen und leicht in die Knie gehen. Hände an die Beckenknochen legen, die Hüfte langsam nach rechts und links kreisen lassen.

● **Fester Busen:** Aufrecht hinstellen, beide Handflächen in Schulterhöhe kräftig gegeneinander drücken. Die Arme unbedingt waagerecht halten.

Machen Sie jede Übung mindestens 15mal!

Praktisch, praktisch:
Heiße Diät-Tips
für den Alltag

ERSTER SCHRITT: EINKAUF

● Damit sich im Kühlschrank nicht verlockende Reste ansammeln und Sie in Versuchung führen: Besorgen Sie nur, was Sie wirklich brauchen! Lassen Sie Vorräte und Reste möglichst im Gefrierschrank verschwinden.

● Kaufen Sie die kleinen Mengen Käse, Fleisch und Fisch an den jeweiligen Supermarkttheken oder im Fachgeschäft.

● Gemüse und Obst wiegen Sie im Supermarkt selbst in der gewünschten Menge ab. Ist ein Kopf Salat zu viel, sind abgepackte Salatherzen genau richtig.

● Garnelen und Räucherlachs bekommen Sie im Fischgeschäft oder an der Fischtheke.

● Im Asien-Shop, türkischen Lebensmittelgeschäft oder in der Fachabteilung des Supermarkts finden Sie Lebensmittel wie Glasnudeln, Duftreis, rote Linsen, Kokosmilch oder Polenta.

● Im Naturkostladen und in der Bio-Abteilung des Supermarkts erhalten Sie Sprossen, Kürbis- und Pinienkerne sowie Bulgur.

● Vorrat aufbrauchen: Spezielle Kräuter, Reis- oder Nudelsorten können Sie nach Lust und Laune durch andere Sorten mit gleichem Kaloriengehalt ersetzen.

Ganz einfach soll's gehen! Hier ein paar sehr nützliche Tips, die das Durchhalten erleichtern und Ihnen helfen, die Diät in Ihren Alltag zu integrieren.

● Kaufen Sie kaltgepreßte Öle. Sie sind reicher an fettlöslichen Vitaminen und den gesunden ungesättigten Fettsäuren. Sie haben übrigens ein intensiveres Aroma als raffinierte Öle.

VORRATSHALTUNG

● Apfelessig an einem kühlen Ort (unter 20 °C) im Dunkeln oder in einer getönten Flasche lagern. So bleiben die wertvollen Vitamine erhalten.

● Hier ist Tiefkühlen angesagt: Leicht verderbliche Waren wie Fisch und Fleisch, die Sie länger aufbewahren möchten, sowie Reste von Hartkäse, Brot, Brötchen und Strudelteig gut verpackt einfrieren.

● Empfindliche Lebensmittel wie Kräuter und Salate legen Sie am besten, in Zeitung oder angefeuchtete Tücher gepackt, ins Gemüsefach des Kühlschranks.

● Fleisch, in ein mit Apfelessig getränktes Tuch gewickelt, hält sich gut 2 bis 3 Tage im Kühlschrank und wird schön zart.

● Verwöhnen Sie Ihre Haut: übriggebliebener Magerquark, restliche Sahne und Crème fraîche lassen sich wunderbar zu Gesichtsmasken oder Badezusätzen verarbeiten.

BERUFSTÄTIG? KEIN PROBLEM!

● Oft muß es schnell gehen … Für die Zubereitug des Mittag- und Abendessen müssen Sie jeweils nur 30 Minuten einplanen. Das Frühstück und die Zwischenmahlzeit gehen noch viel schneller.

● Alle Mittagsgerichte sind gut vorzubereiten und optimal zum Mitnehmen geeignet. Geben Sie das Gericht einfach in eine gut verschließbare Dose und nichts wie ab ins Büro.

FAMILIE & GÄSTE

● Einen Klecks Crème fraîche oder Sahne im Gemüse, das Fleisch in etwas mehr Öl gegart oder die Menge an Kartoffeln, Reis oder Nudeln erhöht – und schon sind die Gerichte üppiger.

Die erste Woche:
Traumfigur
leicht gemacht

Mit der Apfelessig-Diät schmelzen die Pölsterchen

Raffiniert zubereitete Gerichte – von den Küchen der Welt inspiriert und mit Apfelessig aufgepeppt – versetzen Sie in Genießerlaune und sind zudem ein Augenschmaus. Aber nicht nur das! Knackig frisches Obst und Gemüse sowie aromareiche Gewürze und Kräuter liefern dem Körper, was er braucht: Vitamine, Mineral- und Nährstoffe. Daß Sie dabei auch noch abnehmen, liegt am Kaloriengehalt und natürlich am Apfelessig. Kinderleicht auf gesunde Weise rank und schlank!

Einkaufs-liste
Erste Woche

Wichtig: Wählen Sie Frühstück und Zwischenmahlzeiten (Seite 12), und ergänzen Sie die Einkaufsliste entsprechend.

GEMÜSE
1 sehr kleine Aubergine
50 g Brokkoli
7 Frühlingszwiebeln
1 Gemüsezwiebel
1 große, vorwiegend festkochende Kartoffel
2 mittelgroße, mehligkochende Kartoffeln
150 g Kürbisfruchtfleisch
2 kleine Möhren
1 kleine, gelbe Paprikaschote
1 kleine, rote Paprikaschote
100 g Prinzeßbohnen
6 Blätter Radicchio
10 mittelgroße Salatblätter
1 kleine Salatgurke
10 Schalotten
6 kleine Tomaten
1 unbehandelte Zitrone
2 kleine Zucchini
50 g Zuckerschoten

KRÄUTER & GEWÜRZE
3 Zweige Basilikum
1 rote Chilischote
1 kleines Stück frischer Ingwer

tip:

DAS SOLLTEN SIE VORRÄTIG HABEN

Apfelessig, naturtrüb
Aceto balsamico
Olivenöl, kaltgepreßt
Sonnenblumenöl, kaltgepreßt (hocherhitzbar)
Apfelsaft, naturtrüb
Sherry
Weißwein
Milch (1,5 % Fett)
Butter
Eier
Gemüsebrühe, gekörnt
Semmelbrösel
Honig
Ketchup
Senf, mittelscharf
Cayennepfeffer
Muskatnuß
Paprikapulver, edelsüß
Pfeffer in der Mühle, weiß und schwarz
Salz
Alufolie, extrastark

8 Knoblauchzehen
5 Zweige Koriandergrün
1 Eßl. Kresse
1 Lorbeerblatt
4 Zweige Oregano
3 Zweige Petersilie
1 Zweig Rosmarin
1 Zweig Thymian
1 kleines Bund Schnittlauch

MILCHPRODUKTE
20 g Cheddar
50 g Feta-Käse (Schafskäse)
5 Eßl. Magerquark
60 g Parmesan im Stück
2 Eßl. süße Sahne

FLEISCH & FISCH
80 g Lachsfilet
130 g mageres Lammfilet
50 g Putenbrustfilet
3 Riesengarnelen, ohne Schale (à 200 g)
4 gegarte Shrimps, ohne Schale
150 g Seezungen- oder Steinbuttfilet

BROT
1 kleines Baguette-Brötchen
2 Scheiben Vollkorntoastbrot
2 Vollkornzwiebäcke

SONSTIGES
30 g Bulgur (vorgekochter, körniger Weizen)
1 Eßl. geröstete, gesalzene Erdnüsse
40 g Glasnudeln
1 Eßl. Haselnüsse
1 Eßl. Kürbiskerne
1 Eßl. Pinienkerne
60 g Polenta (feiner Maisgrieß)
70 g Rigatoni (kurze Röhrennudeln)
1 Eßl. Rosinen
60 g Risottoreis (Vialone- oder Arborio-Reis)
50 g Strudelteig (20 x 30 cm)

Hier haben Sie
die Wahl

Frühstück à la carte

So kann der Tag beginnen: Mit einem Frühstück, das Kraft gibt und nicht dick macht – jedes Rezept hat nur 200 kcal. Wählen Sie Ihre Favoriten, wechseln Sie möglichst ab, und schauen Sie sich auch die Vorschläge der zweiten Woche an (Seite 30).

Pflaumen-Müsli

Je 1 gehäuften Eßl. Vollkornhaferflocken und Mandelblättchen ohne zusätzliche Fettzugabe anrösten, bis die Mischung zu duften beginnt. 4 kleine, entsteinte Trockenpflaumen fein würfeln und mit 1 Eßl. Weizenkleie dazugeben. Mit 80 ml Milch (1,5 % Fett) aufgießen.

Hirse-Bananen-Brei

50 ml Wasser zum Kochen bringen, 1 Eßl. Hirse hineinstreuen und bei schwacher Hitze in 15 Minuten ausquellen lassen. 1 Becher Magermilchjoghurt (150 g) glattrühren. 1 kleine, in Scheiben geschnittene Banane zur Hirse geben, erwärmen und über dem Joghurt verteilen. 1 Teel. Honig darüber geben.

Reiswaffeln mit Harzer und Sprossen

2 Reiswaffeln hauchdünn mit Butter bestreichen. Mit 6 dünnen Scheiben Harzer-Käse, 1 Eßl. Sprossen nach Wahl und 1 Teel. Sonnenblumenkernen belegen.

Jeder Tag beginnt mit einem Glas Apfelessig-Drink. Zum Frühstück Ihrer Wahl können Sie dann Tee oder Kaffee trinken, allerdings ohne Milch, Sahne oder Zucker!

Pumpernickel mit Fruchtaufstrich

1 große Scheibe Pumpernickel halbieren. Mit 2 Eßl. Magerquark bestreichen. 2 Teel. Marmelade Ihrer Wahl auf dem Quark verteilen.

Melone mit Schinken

1 kleine Honigmelone in Spalten schneiden und von der Schale befreien. Die Fruchtspalten mit 30 g Bündner Fleisch oder Lachsschinken garnieren. 1 Scheibe Vollkorntoast rösten und dünn mit Butter bestreichen.

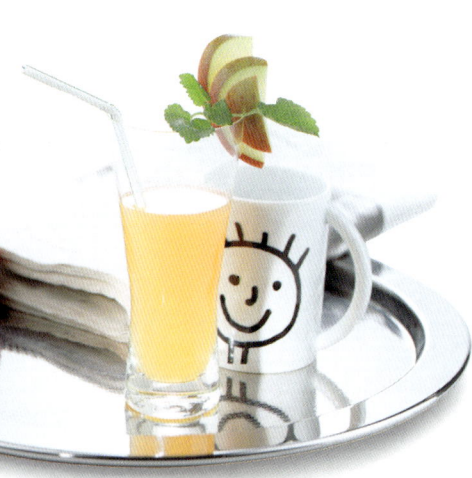

Zweimal täglich: Snacks für Genießer

Jede Zwischenmahlzeit hat nur 100 kcal. Wählen Sie täglich zwei davon aus. Natürlich können Sie auch hier schon die Vorschläge der zweiten Woche aufgreifen.

Feines zum Dippen

Grün von 1 Stange Sellerie und 1 Schalotte hacken, mit 3 Eßl. Magerquark mischen. Mit Salz und Cayennepfeffer würzen. Sellerie- und 3 Grissinistangen eindippen.

Mango-Apfel-Drink

Fleisch von 1 sehr kleinen Mango in Stücke schneiden und mit 100 ml naturtrübem Apfelsaft mit Hilfe eines Stabmixers oder der Küchenmaschine pürieren.

Möhren-Rohkost

1 kleinen Apfel und 1 kleine Möhre raspeln, mischen. Mit 1 Teel. Apfelessig, 1 Teel. Honig, Salz und frisch gemahlenem Pfeffer würzen. 1 Teel. geröstete Sonnenblumenkerne darüber streuen.

Knäcke mit Gemüsetatar

1 kleine Tomate in Würfel schneiden. 1 Schalotte und ½ kleinen Fenchel fein hacken. Mit 1 Teel. naturtrübem Apfelessig, Salz und Cayennepfeffer würzen. Das Gemüsetatar auf 1 Scheibe Knäckebrot verteilen. 1 hartgekochtes Ei in Scheiben schneiden, auf das Brot legen. Mit Fenchelgrün dekorieren.

Marinierte Erdbeeren

100 g frische oder aufgetaute Erdbeeren, 1 Eßl. naturtrüber Apfelessig und 1 Eßl. Honig mischen. Die Beeren etwa 1 Stunde marinieren.

Früchte der Saison

1 großer Apfel (200 g) *oder*
1 Banane (150 g) *oder*
1 große Orange (300 g) *oder*
5 Aprikosen (à 50 g) *oder*
1 Baby-Ananas (300 g)

info:

DER APFELESSIG-DRINK

Ihn gibt's jetzt jeden Morgen vor dem Frühstück:

200 ml Wasser mit
1-3 Eßl. naturtrübem Apfelessig und
1-2 Teel. Honig mischen. Langsam und in kleinen Schlucken trinken.

● Wieviel Apfelessig Sie für den Drink verwenden, entscheidet Ihr Geschmack und wieviel Essig Ihnen pro Tag guttut (siehe auch Seite 7).

● Honig süßt den Drink nicht nur, er liefert zudem Vitamine der B-Gruppe, Vitamin C, zahlreiche Mineralstoffe sowie lebenswichtige Aminosäuren, die der Körper nicht selbst aufbauen kann.

● Warum Sie den Drink bereits am Morgen einnehmen sollen? Auf diese Weise wird der Magen gleich zu Tagesbeginn gefüllt, Sie verspüren weniger Hunger. Außerdem kann der noch leere Darm alle wichtigen Inhaltsstoffe von Apfelessig und Honig besser aufnehmen und verarbeiten.

Erster Tag

Mittags:
Gemüsestrudel mit Salsa Cruda

ZUTATEN

50 g Zuckerschoten
½ kleine, gelbe Paprika-
schote
50 g Brokkoli
⅛ l Gemüsebrühe
2 Eßl. Magerquark
2 Eßl. Apfelessig
Salz
frisch gemahlener weißer
Pfeffer
50 g Strudelteig
(20 x 30 cm)
1 Schalotte
1 Tomate
2 Zweige Koriandergrün
1 Teel. Olivenöl
Cayennepfeffer

1. Das Gemüse waschen. Die Enden der Zuckerschoten abknipsen. Paprikaschote von Stielansatz und Samen-

strängen befreien, in etwa 2 cm große Würfel schneiden. Den Brokkoli in kleine Röschen teilen.

2. Die Brühe zum Kochen bringen. Das Gemüse darin in etwa 5 Minuten bißfest garen. Backofen auf 220 °C vorheizen.

3. Quark, 1 Eßl. Essig und 1 Eßl. Brühe verrühren. Mit Salz und weißem Pfeffer würzen. Das Gemüse aus der Brühe nehmen und mit dem Quark vermischen. Auf dem Teig verteilen, zum Strudel aufrollen. Den Strudel auf ein gefettetes Blech legen und im Ofen 10 Minuten backen.

4. Für die Salsa Cruda die Schalotte schälen, hacken. Tomate blanchieren, häuten, entkernen und kleinwürfeln. Korianderblättchen von den Zweigen zupfen, hacken. Alles mit 1 Eßl. Essig und dem Öl vermischen. Mit Salz und Cayennepfeffer würzen. Die Salsa Cruda mit dem heißen oder kalten Strudel auf dem Teller anrichten.

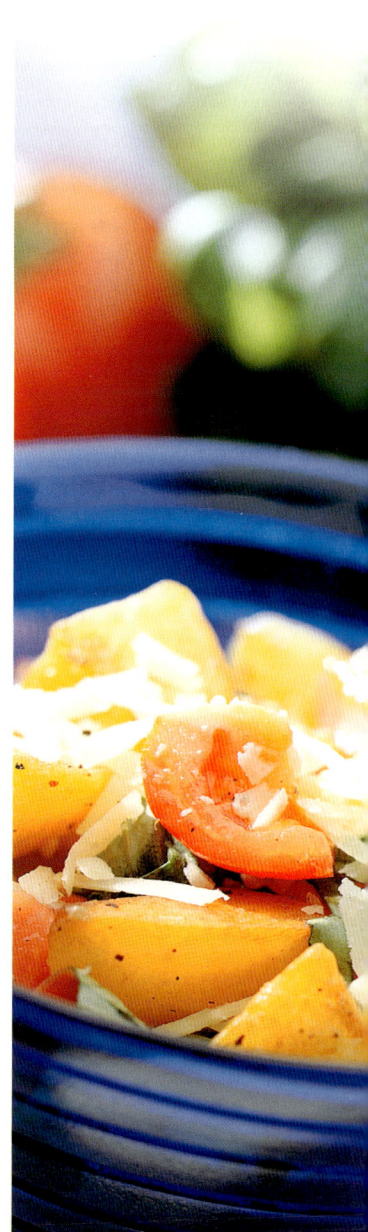

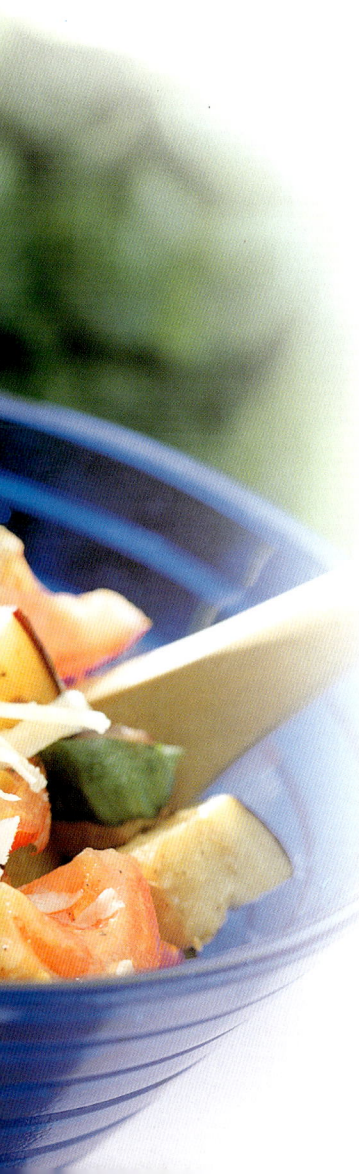

Abends:
Mediterraner
Kartoffelsalat

ZUTATEN

1 große, vorwiegend fest-
kochende Kartoffel

Salz

½ sehr kleine Aubergine

1 kleine Tomate

1 Knoblauchzehe

2 Schalotten

2 Eßl. Olivenöl

2 Eßl. Apfelessig

frisch gemahlener
schwarzer Pfeffer

1 Zweig Basilikum

20 g Parmesan im Stück

1. Kartoffel schälen, in 2 cm
große Würfel schneiden.
In wenig Salzwasser in etwa
7 Minuten gar dämpfen.

2. Aubergine und Tomate
waschen, Stielansätze entfernen, in kleine Würfel schneiden. Knoblauch und Schalotten schälen und fein hacken.

*Mediterraner Kartoffelsalat –
abnehmen mit dem unvergleich-
lichen Genuß des Südens.*

3. In einer Pfanne 1 Eßl.
Olivenöl erhitzen, Aubergine
darin anbraten, herausneh-
men. Das Kartoffelwasser
abgießen. 1 Eßl. Öl erhitzen,
Kartoffeln darin bräunen.

4. Knoblauch und Schalotten zugeben, kurz mitbraten.
Aubergine und Tomate untermischen, mit Essig ablöschen.
Mit Salz und Pfeffer würzen.

5. Basilikumblättchen vom
Zweig zupfen und vorsichtig
unter den Salat mischen. In
eine Schüssel füllen, und den
Parmesan in feinen Spänen
über den Salat streuen.

tip:

OBST, GEMÜSE & CO. –
RICHTIG SAUBER

Von Kräutern, Salaten, Obst
und Gemüse lassen sich
unangenehm anhaftende
Verschmutzungen, unge-
sunde Pflanzenschutzmittel-
rückstände und ebenso
Ungeziefer leicht entfernen:

● Geben Sie 1 Eßl. Apfel-
essig ins Wasser.

Zweiter Tag

Mittags:
Eisgekühltes Gazpacho

ZUTATEN

100 ml Gemüsebrühe
2 Eßl. Apfelessig
2 Scheiben Vollkorn-
toastbrot
1 Tomate
½ kleine, gelbe Paprika-
schote
½ kleine Salatgurke
1 Knoblauchzehe
2 Schalotten
2 Eßl. Olivenöl
Salz
frisch gemahlener
schwarzer Pfeffer

1. Brühe und Essig vermischen. 1 Scheibe Toastbrot
rösten, in Stücke schneiden,
mit der Essigbrühe tränken.

2. Das Gemüse waschen.
Die Tomate blanchieren,
enthäuten, entkernen und ihr
Fleisch fein würfeln.

3. Die Paprikaschote von
Stielansatz und Samensträngen befreien. Die Gurke
schälen, längs halbieren und
mit einem Löffel die Kerne
herausschaben. Paprika und
Gurke in kleine Würfel
schneiden.

4. Die Gemüsewürfel mischen, 2 gehäufte Eßl. davon
abnehmen und beiseite
stellen. Restliches Gemüse
zum getränkten Toastbrot
geben und pürieren.

5. Knoblauch und Schalotten schälen, sehr fein hacken.
Mit Olivenöl unter das Gazpacho mischen, mit Salz und
Pfeffer würzen. Gazpacho
im Kühlschrank kalt
werden lassen.

6. Das zweite Toastbrot
rösten und in Würfel schneiden. Mit den zurückbehal-
tenen Gemüsewürfeln über
das Gazpacho streuen.

tip:

FRISCH AM MORGEN

● Mischen Sie Apfelessig
und kaltes Wasser im Ver-
hältnis 1:1, und füllen Sie die
Mischung in eine Sprüh-
flasche.

Jeden Morgen das Gesicht
damit einsprühen und an der
Luft trocknen lassen, dann
wie gewohnt eincremen.
Die Haut wird straff und be-
kommt ein rosiges Aus-
sehen.

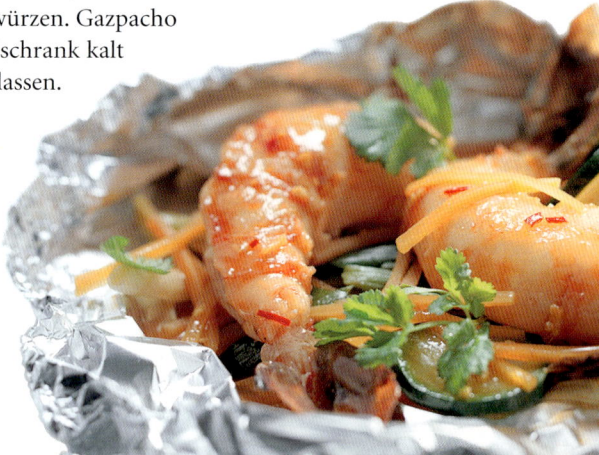

Abends: Süß-saure Garnelen

ZUTATEN

1 Frühlingszwiebel
1 kleine Zucchini
1 kleine Möhre
1 kleines Stück frischer Ingwer
1/2 rote Chilischote
2 Eßl. Apfelessig
2 Eßl. Honig
1 Eßl. Sherry
2 Eßl. Ketchup
Salz
3 Riesengarnelen, ohne Schale (à 200 g)
1 Zweig Koriandergrün
Außerdem:
extra starke Alufolie

1. Den Backofen auf 250 °C vorheizen. Das Gemüse waschen. Die Frühlingszwiebel putzen und in etwa 5 cm lange Stücke schneiden. Die Zucchini vom Stielansatz befreien, in etwa 5 mm dicke Scheiben schneiden. Die Möhre schälen und in 5 cm lange, sehr dünne Streifen schneiden.

2. Den Ingwer schälen; die Chilischote von Stielansatz und Kernen befreien. Ingwer und Chili grob zerkleinern, dann sehr fein hacken.

3. Apfelessig, Honig, Sherry, Ketchup, Chili und Ingwer gut miteinander vermischen. Marinade mit Salz würzen.

4. Die Garnelen mit einem kleinen, spitzen Messer am Rücken leicht einschneiden. Vorsichtig den feinen Darm entfernen.

Frischer Ingwer und Koriandergrün verleihen den Garnelen in der Folie ein exotisch-köstliches Aroma.

5. Das Gemüse, die Garnelen und die Marinade miteinander vermengen. Alles auf ein ausreichend großes Stück Alufolie geben.

6. Die Alufolie locker über das Gemüse und die Garnelen schlagen, festdrücken. Im Ofen 15 Minuten garen.

7. Das Alu-Päckchen öffnen, Inhalt auf den Teller geben. Die Korianderblättchen vom Zweig zupfen und über die Garnelen streuen.

Variante

Falls Sie keine Chilischote bekommen, können Sie statt dessen Peperoni verwenden. Koriandergrün kann durch Petersilie ersetzt werden.

info:

MEHR GESCHMACK

... haben Sie, wenn Sie Apfelessig, etwa als Drink, länger im Mund behalten. Die Geschmacksknospen der Zunge reagieren so wesentlich sensibler auf Gewürze.

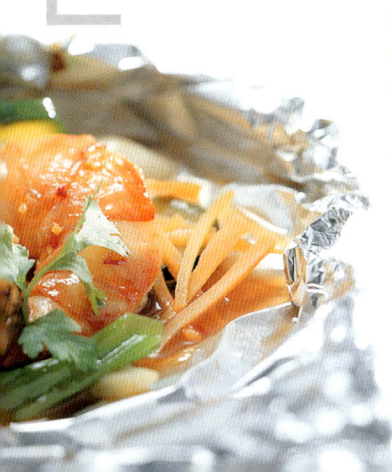

Dritter Tag

Mittags: Frühlingszwiebel-Eier-Salat

ZUTATEN

4 Frühlingszwiebeln
2 Eßl. Apfelessig
Salz
frisch gemahlener schwarzer Pfeffer
2 Eßl. süße Sahne
2 Eier
1 Eßl. Kresse
2 Vollkornzwiebäcke
1 Teel. Butter

1. Die Frühlingszwiebeln von den Wurzeln befreien, putzen und in 5 cm lange, dünne Streifen schneiden.

2. Die Zwiebelstreifen mit dem Apfelessig mischen. Mit Salz und Pfeffer würzen, die Sahne untermengen. Abdecken und den Salat 15 Minuten marinieren lassen.

3. Inzwischen die Eier in etwa 12 Minuten hart kochen (mit 1 Teel. Apfelessig im Wasser platzt die Schale nicht!). Dann sofort in eiskaltem Wasser abschrecken, abkühlen lassen. Eier schälen und in Sechstel schneiden oder mit dem Eierschneider in dünne Scheiben teilen.

4. Die Eier vorsichtig unter die Frühlingszwiebeln heben. Auf einem Teller anrichten und mit Kresse garnieren.

tip:

SAHNEBAD AM ABEND

Luxus und Pflege in einem:

● Geben Sie die Sahne, die heute Mittag übrig bleibt, mit 200 ml Apfelessig ins Badewasser.

5. Den Zwieback dünn mit Butter bestreichen und zum Salat essen.

Sanfte Schärfe überzeugt: Frühlingszwiebeln, Eier und Sahne.

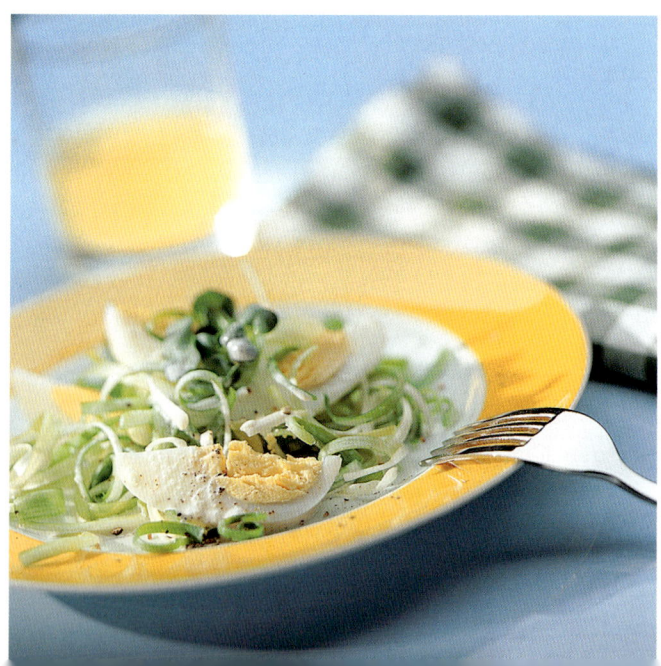

Abends:
Lammfilet
mit Kruste

ZUTATEN

2 Eßl. Olivenöl
1 Eßl. mittelscharfer Senf
2 Eßl. Apfelessig
1 Knoblauchzehe
frisch gemahlener
schwarzer Pfeffer
130 g mageres Lammfilet
100 g Prinzeßbohnen
Salz
je 1 Zweig Basilikum, Petersilie und Oregano
1 Eßl. Semmelbrösel

1. Olivenöl, Senf und Essig vermischen. Den Knoblauch schälen, pressen oder grob hacken und mit einer Gabel zerdrücken, dazugeben. Mit Pfeffer würzig abschmecken.

2. Das Lammfilet gleichmäßig mit der Marinade bestreichen, abgedeckt 10 Minuten ziehen lassen. Backofen auf 250 °C vorheizen.

3. Inzwischen die Bohnen waschen, von den Stielansätzen befreien, eventuell entfädeln. Wenig Salzwasser zum Kochen bringen und die Bohnen darin in 5 bis 8 Minuten bißfest garen. Gut abtropfen lassen und auf einen feuerfesten Teller geben.

4. Das Filet aus der Marinade nehmen und diese ab-

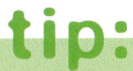

NUR NICHT SCHWACH WERDEN ...

... auch wenn Sie ab und zu von Schokolade und dick belegten Wurst- und Käsebroten träumen.

● Versüßen Sie sich die zwei Diät-Wochen lieber durch ein Picknick zu Zweit, gemütliche Teestunden mit alten Freunden oder ähnliches. Vielleicht haben Sie ja den neuesten Kinofilm noch nicht gesehen? Das heißt: Lenken Sie Ihre Gedanken in andere Bahnen.

● Trinken Sie viel! Aufkommenden Hunger können Sie so ganz schnell stillen (siehe Seite 31). Und: wer langsam kaut, wird schneller satt.

streifen, beiseite stellen. Das Fleisch ohne weitere Ölzugabe in einer Pfanne von beiden Seiten in je 3 Minuten zart rosa braten.

5. Kräuterblättchen von den Zweigen zupfen, hacken. Die Marinade mit Semmelbröseln und Kräutern mischen, mit Salz abschmecken.

6. Das Filet auf die Bohnen legen. Die Kräuter-Senf-Mischung über Fleisch und Gemüse verteilen. Im Ofen etwa 5 Minuten gratinieren, bis die Kruste goldbraun ist.

Hinweise

● Je länger das Fleisch in Essig eingelegt wird, um so mürber wird es: Am besten über Nacht marinieren.
● Statt Lammfleisch können Sie auch Rinderfilet nehmen.
● Kaufen Sie die Kräuter möglichst als Topfpflanzen. Auf den Balkon oder in die Küche gestellt, können Sie sich jederzeit davon bedienen und die Kräuter so auch für andere Rezepte nutzen.

Vierter Tag

Mittags:
Buntes Fischtatar

ZUTATEN

150 g ganz frisches Seezungen- oder Steinbuttfilet
½ kleine Salatgurke
½ kleine, rote Paprikaschote
1 Schalotte
1 kleines Bund Schnittlauch
5 Eßl. Apfelessig
1 Eßl. Olivenöl
Salz
frisch gemahlener schwarzer Pfeffer
edelsüßes Paprikapulver
1 kleines Baguette-Brötchen
4 mittelgroße Salatblätter

1. Das Fischfilet von eventuell vorhandenen Gräten befreien. Dann in winzig kleine Würfel schneiden.

2. Das Gemüse waschen. Salatgurke schälen, längs halbieren und mit einem Löffel die Kerne herausschaben. Paprikaschote von Stielansatz und Samen befreien. Gurke und Paprika in sehr kleine Würfel schneiden.

3. Die Schalotte schälen und fein hacken. Den Schnittlauch in etwa 3 cm lange Röllchen schneiden. Mit Fischfilet- und Gemüsewürfeln mischen.

4. Den Apfelessig und das Olivenöl gründlich verrühren. Mit Salz, Pfeffer und

Ein schnell zubereiteter Hochgenuß: Tatar vom Fisch.

dem Paprikapulver würzen. Das Fischtatar mit der Marinade anmachen, mindestens 10 Minuten ziehen lassen.

5. Das Baguette-Brötchen quer halbieren und die Hälften mit den Salatblättern belegen, das Tatar darauf verteilen. Mit Paprikapulver bestäuben.

tip:

GEGEN »FISCHFINGER«

Apfelessig bindet Geruch:

● Reiben Sie deshalb Ihre Hände vor der Verarbeitung von Fisch, Zwiebeln oder Knoblauch einfach mit etwas Apfelessig ein.

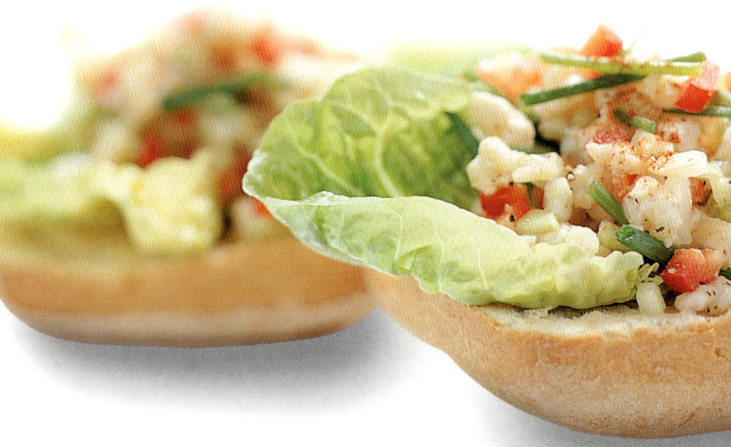

Abends:
Rigatoni provençale

ZUTATEN

½ sehr kleine Aubergine
½ kleine Zucchini
½ kleine, rote Paprikaschote
1 kleine Tomate
1 Schalotte
Salz
1 Eßl. Olivenöl
1 Lorbeerblatt
3 Knoblauchzehen
je 1 Zweig Thymian und Rosmarin
50 ml Gemüsebrühe
70 g Rigatoni
1 Eßl. Apfelessig
frisch gemahlener schwarzer Pfeffer
20 g Parmesan im Stück

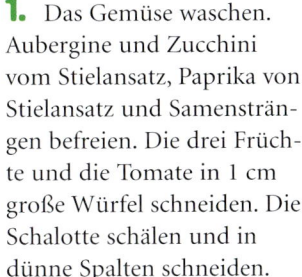

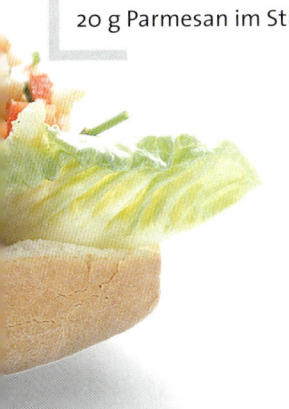

1. Das Gemüse waschen. Aubergine und Zucchini vom Stielansatz, Paprika von Stielansatz und Samensträngen befreien. Die drei Früchte und die Tomate in 1 cm große Würfel schneiden. Die Schalotte schälen und in dünne Spalten schneiden.

2. Reichlich Salzwasser zum Kochen bringen. Inzwischen Olivenöl in einer Pfanne erhitzen, Paprika und Aubergine darin anschmoren.

3. Nach 5 Minuten restliches Gemüse, Lorbeerblatt, ungeschälte Knoblauchzehen, Thymian- und Rosmarinzweig dazugeben. Mit der Brühe aufgießen, das Gemüse etwa 10 Minuten bei geringer Hitze schmoren.

4. Nudeln nach Packungsanweisung in dem Salzwasser al dente kochen.

5. Lorbeerblatt, Kräuterzweige und Knoblauch aus dem Gemüse entfernen. Nach Belieben Knoblauch aus der Schale zum Gemüse pressen. Mit Apfelessig, Salz und Pfeffer abschmecken.

6. Die Nudeln abgießen und sofort mit dem Gemüse mischen. Den Parmesan grob darüber reiben.

Variante

Es müssen keine Rigatoni sein – Sie können auch eine andere Nudelsorte nehmen.

tip:

APFELESSIG-PACKUNG

Toll für Dekolleté, Rücken und Schultern: Apfelessig klärt und beruhigt die Haut.

● 5 Eßlöffel Olivenöl, 6 Eßlöffel Heilerde (gibt's im Reformhaus oder Naturkostladen) und 2 bis 3 Eßlöffel Apfelessig vermischen.

Tragen Sie die Packung gleichmäßig auf die Haut auf, und lassen Sie sie etwa 30 Minuten einwirken. Dann mit einer kleinen Bürste in kreisenden Bewegungen kurz einmassieren. Anschließend mit lauwarmen Wasser gründlich abwaschen.

Fünfter Tag

Mittags: Feuriger Glasnudelsalat

ZUTATEN

40 g Glasnudeln

50 g Putenbrustfilet

1 Eßl. kaltgepreßtes Sonnenblumenöl

½ rote Chilischote

2 Frühlingszwiebeln

1 Eßl. geröstete, gesalzene Erdnüsse

4 gegarte Shrimps, ohne Schale

3 Eßl. Apfelessig

1 Eßl. Gemüsebrühe

1 Teel. Honig

Salz

2 Zweige Koriandergrün

1. Die Glasnudeln etwa 10 Minuten in lauwarmem Wasser einweichen. Putenbrustfilet inzwischen in sehr kleine Würfel schneiden. Das Öl in einer Pfanne er- hitzen und das Fleisch darin in etwa 1 bis 2 Minuten kross anbraten.

2. Die Glasnudeln aus dem Wasser nehmen, kurz ab- tropfen lassen. Nudeln mit einer Küchenschere in mund- gerechte Stücke schneiden. Zum Fleisch geben, mischen.

3. Die Chilischote vom Stiel und den Kernen befreien, fein hacken. Die Frühlings- zwiebeln putzen und in 5 mm breite Ringe schnei- den, die Erdnüsse grob hak- ken. Alles mit den Shrimps zu den Nudeln geben.

4. Essig, Brühe, Honig und Salz verrühren, unter den Salat heben. Die Koriander- blättchen von den Zweigen

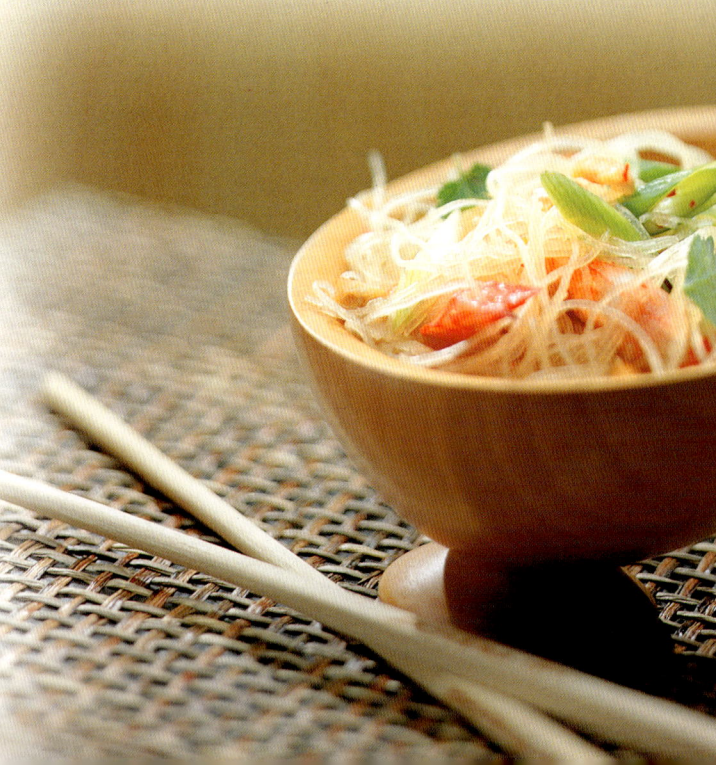

zupfen und zu dem Glas-
nudelsalat geben.

Variante

Statt Koriander können Sie
Petersilie, statt Glasnudeln
normale Nudeln verwenden.
Dann verliert der Salat aller-
dings seinen typischen
Geschmack.

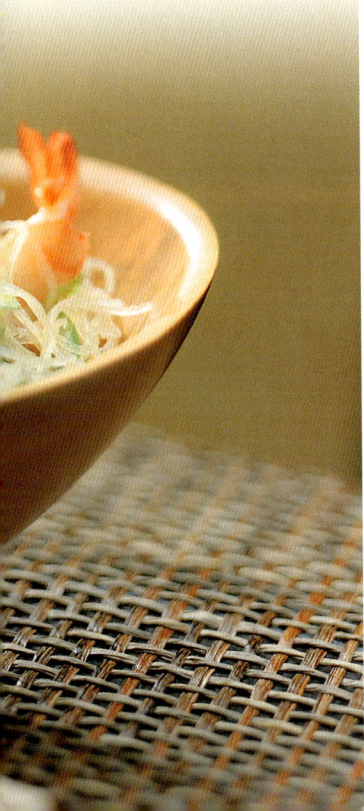

Abends:
Ofenkartoffeln mit
Oreganoquark

ZUTATEN

2 mittelgroße, mehlig-
kochende Kartoffeln
Salz
½ kleine Zucchini
1 Eßl. Pinienkerne
1 Knoblauchzehe
1 kleine Tomate
1 Teel. Olivenöl
frisch gemahlener weißer
Pfeffer
20 g Cheddar-Käse
2 Zweige Oregano
3 Eßl. Magerquark
2 Eßl. Milch (1,5 % Fett)

1. Das Gemüse waschen.
Kartoffeln mit Schale in Salzwasser in 15 bis 20 Minuten
bißfest garen. Zucchini fein
würfeln. Die Pinienkerne
ohne Fett in einer Pfanne
bräunen. Den Knoblauch
schälen und pressen.

*Salat einmal anders: Zarte Glas-
nudeln geben den Ton an, Putenbrust und Shrimps verfeinern.*

2. Die Tomate blanchieren,
häuten, entkernen und fein-
würfeln. Mit Pinienkernen,
Knoblauch und Öl unter die
Zucchini mengen. Backofen
auf 220 °C vorheizen.

3. Die Kartoffeln schälen,
einen kleinen, flachen Deckel
abschneiden. Das Kartoffelfleisch mit einem Löffel vorsichtig herauslösen, einen
1 cm breiten Rand lassen.

4. Das Kartoffelfleisch und
den -deckel in kleine Würfel
schneiden, unter die Gemü-
semischung mengen. Mit
Salz und Pfeffer würzen. Die
Füllung auf die Kartoffeln
verteilen. Restliche Füllung
und die Kartoffeln auf einen
feuerfesten Teller geben.

5. Cheddar in Scheiben
schneiden, auf die Kartoffeln
legen. Im Ofen 10 bis 15 Minuten goldbraun gratinieren.

6. Die Oreganoblättchen
von den Zweigen zupfen,
hacken und mit Quark und
Milch verrühren. Mit Salz
und Pfeffer abschmecken.

Sechster Tag

Mittags: Gedünsteter Kürbis auf Salatbett

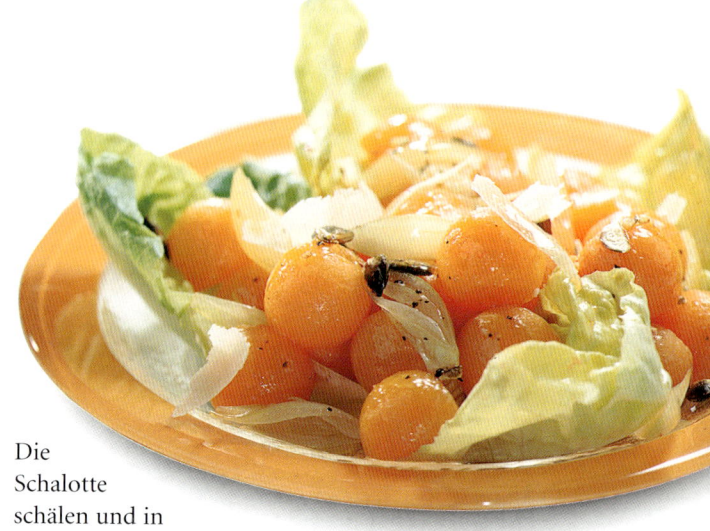

Knackiger Salat und feines Kürbisgemüse – rundum eine gelungene Kombination.

ZUTATEN

150 g Kürbisfruchtfleisch
1 Schalotte
2 Eßl. Olivenöl
4 Eßl. Gemüsebrühe
Salz
frisch gemahlener weißer Pfeffer
frisch geriebene Muskatnuß
2 Eßl. Apfelessig
1 Eßl. Aceto balsamico
1 Eßl. naturtrüber Apfelsaft
1 Teel. Honig
6 mittelgroße Salatblätter
1 Eßl. Kürbiskerne
20 g Parmesan im Stück

1. Aus dem Kürbisfruchtfleisch mit einem Ausstecher Kugeln ausstechen oder das Fleisch in Rauten schneiden.

Die Schalotte schälen und in dünne Spalten schneiden. 1 Eßl. Olivenöl erhitzen, Kürbis und Schalotte darin andünsten.

2. Brühe dazugeben und das Gemüse bei schwacher Hitze in weiteren 2 bis 3 Minuten bißfest garen. Mit Salz, Pfeffer und Muskat würzen.

3. Aus Apfelessig, Aceto balsamico, Apfelsaft, Honig und 1 Eßl. Olivenöl eine Vinaigrette rühren. Mit Salz und Pfeffer würzen. Die Salatblätter in mundgerechte Stücke zerpflücken und auf einem Teller auslegen.

4. Den abgekühlten oder lauwarmen Kürbis auf dem Salat verteilen. Die Vinaigrette über Kürbis und Salat träufeln.

5. Die Kürbiskerne in einer Pfanne ohne zusätzliche Fettzugabe anrösten, bis sie zu duften anfangen. Die Kürbiskerne grob hacken, über den Salat streuen. Den Parmesan darüber reiben.

Varianten

● Statt Kürbis können Sie auch 200 g Möhren nehmen.
● Falls Sie keinen frischen Kürbis bekommen, verwen-

den Sie einfach Kürbis aus dem Glas.

● Feine Variante mit Radicchiosalat: Den Salat in Stücke teilen, den gegarten Kürbis, die Vinaigrette und die Kürbiskerne untermischen, kurz erwärmen. Parmesan darüber reiben.

tip:

ERSTE HILFE BEI VERBRENNUNGEN

Apfelessig kühlt, beruhigt die Haut, desinfiziert und unterstützt die Heilung.

● Bei leichten Verbrennungen kühlen Sie erst mit kaltem Wasser und tragen dann Apfelessig mit einem Wattepad auf. Der Schmerz läßt bald nach und es bildet sich keine Blase.

Bei großflächigen Verbrennungen und bei Verbrennungen 3. Grades (offene Wunden) bitte nur mit kaltem Wasser kühlen und sofort zum Arzt gehen.

Abends: Italienischer Lachsrisotto

ZUTATEN

2 Schalotten
1 Eßl. Butter
60 g Risottoreis (Vialone- oder Arborio-Reis)
3 Eßl. Weißwein
¹/₄ l heiße Gemüsebrühe
80 g Lachsfilet
1 Teel. Apfelessig
Salz
frisch gemahlener weißer Pfeffer
1 unbehandelte Zitrone
1 Zweig Basilikum

1. Die Schalotten schälen und fein hacken. Die Butter in einem Topf zerlassen und die Schalotten darin glasig werden lassen. Den Reis dazugeben, unter Rühren kurz andünsten.

2. Mit dem Weißwein ablöschen und die Flüssigkeit bei geöffnetem Topf einkochen lassen. Dann immer wieder mit so viel Brühe aufgießen, daß der Reis damit bedeckt ist.

3. Auf diese Weise den Reis im geschlossenen Topf bei geringer Hitze in etwa 20 Minuten fertiggaren. Der Risotto soll cremig sein, die Körner müssen aber noch Biß haben.

4. Inzwischen das Lachsfilet entgräten und in etwa 1,5 cm große Würfel schneiden. Die Zitrone waschen, etwa 5 cm Schale hauchdünn abschälen, in feine Streifen schneiden.

5. Kurz vor Ende der Garzeit den Risotto mit Apfelessig, Salz und Pfeffer würzig abschmecken. Den Fisch auf den Reis geben und die Zitronenschale darüber streuen. Den Topf schließen und vom Herd ziehen.

6. Den Risotto im Topf noch etwa 2 Minuten ziehen lassen. Die Basilikumblättchen von dem Zweig zupfen, grob zerkleinern. Den Lachs vorsichtig unter den Reis mischen, Basilikum darüber streuen.

Siebter Tag

Mittags: Zwiebeln mit kerniger Füllung

ZUTATEN

1 Gemüsezwiebel

Salz

30 g Bulgur (vorgekochter, körniger Weizen)

100 ml Gemüsebrühe

1 Eßl. Rosinen

2 Eßl. heißer Sherry

1 kleine Möhre

1 Eßl. Haselnüsse

2 Zweige Petersilie

frisch gemahlener schwarzer Pfeffer

1 Eßl. Apfelessig

1 Teel. Butter

1. Die Zwiebel schälen, in Salzwasser 15 Minuten garen. Den Bulgur in 60 ml Gemüsebrühe aufkochen, Topf vom Herd ziehen und Bulgur 10 Minuten quellen lassen.

2. Den Backofen auf 200 °C vorheizen. Rosinen mit dem Sherry übergießen, 5 Minuten marinieren. Die Möhre schälen und in 2 cm lange, hauchdünne Streifen schneiden. Die Nüsse grob hacken, die Petersilienblättchen von den Zweigen zupfen, grob hacken.

3. Von der Zwiebel einen Deckel abschneiden. Zwiebel aushöhlen, dabei einen etwa 1 cm breiten Rand stehen lassen. Das Fruchtfleisch und den Deckel grob hacken.

4. Bulgur, Rosinen, Möhre, Nüsse und Petersilie mit der gehackten Zwiebel mischen. Mit Salz, Pfeffer und Apfelessig abschmecken. Die Mischung in die ausgehöhlte Zwiebel füllen.

5. Eine kleine, feuerfeste Form einfetten, die restliche Bulgurmischung auf dem Boden verteilen. Die Zwiebel daraufsetzen, mit der übrigen Brühe übergießen. Die Butter auf die Füllung geben. Die Zwiebel im Ofen etwa 10 Minuten backen. Auf einem Teller anrichten.

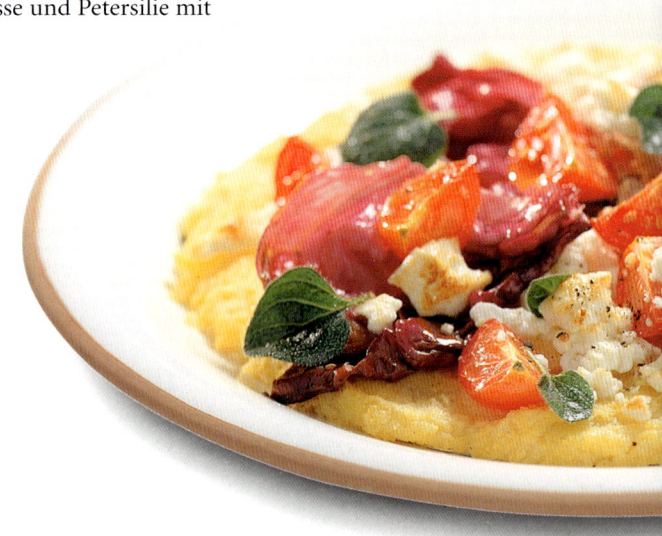

Abends: Polenta-Pizza griechische Art

ZUTATEN

Salz
60 g Polenta (feiner Mais-grieß)
50 g Feta-Käse (Schafs-käse)
1 Zweig Oregano
1 kleine Tomate
frisch gemahlener
schwarzer Pfeffer
1 Knoblauchzehe
1 Eßl. Olivenöl
6 Blätter Radicchio

1. In einem beschichteten Topf 200 ml Wasser mit 1 Prise Salz zum Kochen bringen. Den Maisgrieß ein-rühren, 5 Minuten unter Rühren kochen lassen.

2. Im geschlossenen Topf bei schwacher Hitze in etwa 10 Minuten zu einem dicken Brei kochen, dabei immer wieder umrühren. Den Grill des Backofens vorheizen.

3. Inzwischen den Feta-Käse zerbröckeln, die Orega-noblättchen vom Zweig zupfen. Die Tomate in kleine Würfel schneiden. Alles mischen, mit Salz und Pfeffer würzig abschmecken.

In der Polenta-Pizza vereinen sich griechi-sche und italie-nische Küche.

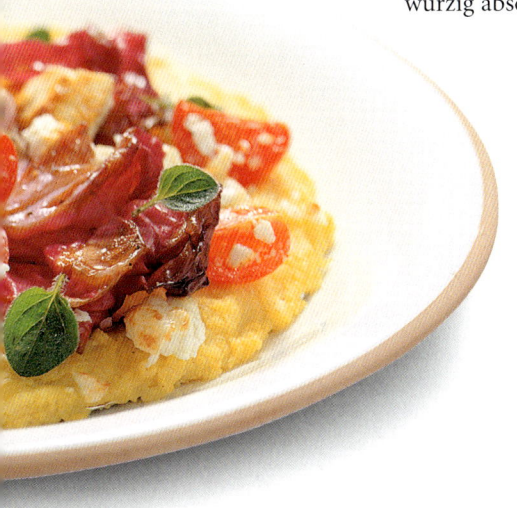

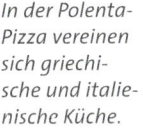

info:

ESSIG HÄLT NICHT EWIG

Apfelessig kann 2 bis 3 Jahre lang aufbewahrt werden, bevor er verdirbt.
Nach dem Öffnen der Fla-sche verflüchtigen sich die enthaltene Vitamine aller-dings bereits nach einigen Monaten.

4. Knoblauch schälen und durch die Presse drücken. Das Olivenöl erhitzen, den Knoblauch darin glasig wer-den lassen. Radicchio grob zerpflücken, die Blätter nur ganz kurz in Öl und Knob-lauch schwenken.

5. Polenta gleichmäßig rund und 1 cm dick auf einen aus-reichend großen, feuerfesten Teller streichen. Radicchio und Feta-Tomaten-Mischung darauf verteilen. Im Ofen etwa 5 Minuten gratinieren.

Variante

Statt Radicchio können Sie auch frischen, jungen Blatt-spinat verwenden.

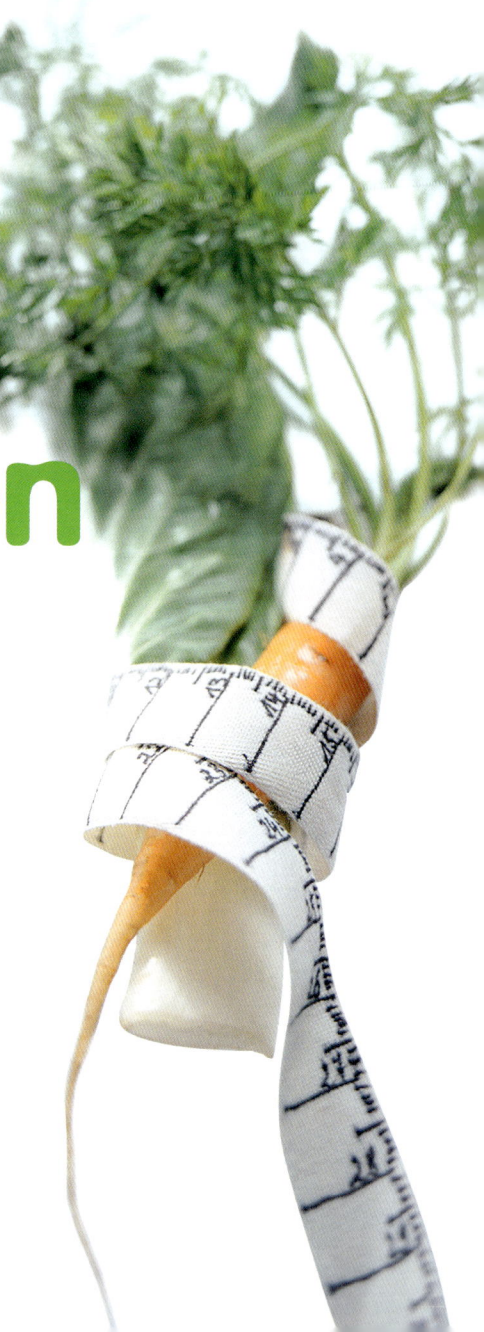

Die zweite Woche: Noch mehr Pfunde verlieren

Jetzt geht's an die eisernen Reserven …

Mit weiteren kulinarischen Köstlichkeiten rücken Sie Ihrem Wunschgewicht immer näher. Wie's funktioniert, wissen Sie ja schon von der letzten Woche. Und wenn Sie dann auch die Rezepte der zweiten Woche getestet haben, werden Sie die Zahl Ihrer Lieblingsgerichte sicher erweitern. Prima! Denn so können Sie auch nach der Diät immer wieder mal etwas Leichtes & Leckeres essen, um Ihr neues Gewicht zu halten und sich rundum wohlzufühlen.

Einkaufs- liste
Zweite Woche

Wichtig: Wählen Sie Frühstück und Zwischenmahlzeiten (Seite 30) und ergänzen Sie die Einkaufsliste entsprechend.

OBST + GEMÜSE

2 kleine, rote Äpfel (säuerlich)
1 kleine Aubergine
120 g junger Blattspinat
100 g Brokkoli
4 Frühlingszwiebeln
8 Himbeeren, Brombeeren oder kleine Erdbeeren
1 sehr große mehligkochende Kartoffel
1 mittelgroße Stange Lauch
1 kleine Mango
2 große Möhren
1 kleine, gelbe Paprikaschote
150 g gemischte, frische Pilze (zum Beispiel Champignons, Egerlinge, Austernpilze, Steinpilze, Pfifferlinge)
100 g Prinzeßbohnen
1 Handvoll Rucola
2 mittelgroße Salatblätter
14 Schalotten
2 kleine Stangen Sellerie
5 kleine Tomaten
2 kleine Zucchini

tip:

DAS SOLLTEN SIE VORRÄTIG HABEN

Apfelessig, naturtrüb
Olivenöl, kaltgepreßt
Sonnenblumenöl, kaltgepreßt (hocherhitzbar)
Apfelsaft, naturtrüb
Sherry
Milch (1,5 % Fett)
Butter
Eier
Gemüsebrühe, gekörnt
Honig
Senf, mittelscharf
Cayennepfeffer
Currypulver
Muskatnuß
Pfeffer in der Mühle, weiß und schwarz
Salz
Zimt, gemahlen
Zimtstangen
Schaschlikspieße aus Holz

KRÄUTER + GEWÜRZE

12 Zweige Basilikum
1 rote Chilischote
4 Knoblauchzehen
9 Zweige Petersilie
1 Teel. rote Pfefferkörner
1 Handvoll Linsensprossen
1 kleines Bund Schnittlauch
2 Zweige Thymian

MILCHPRODUKTE

1 Scheibe Blauschimmelkäse
50 g Crème fraîche (20 % Fett)
100 g Magerquark
1 Mozzarella (100 g)
100 g Ricotta (30 % F.i.Tr.)
1 kleiner, runder Ziegenfrischkäse (60 % F.i.Tr.)

FLEISCH + FISCH

150 g Kabeljaufilet
1 Kalbsschnitzel (150 g)
150 g Putenbrustfilet (1 cm dick)
2 dünne Scheiben geräucherte Putenbrust
2 dünne Scheiben Räucherlachs
1 Dose Thunfisch naturell (150 g)

BROT

1 kleines Baguette-Brötchen
1 Scheibe Pumpernickel
2 große Scheiben Vollkorntoast (etwa 11 x 11 cm)

SONSTIGES

1 Eßl. Erdnußcreme »crunchy«
50 g Duftreis
160 ml Kokosmilch (kleine Dose)
1 Eßl. gemahlene Mandeln
50 g geschälte Mandeln
60 g entsteinte schwarze und grüne Oliven
60 g Pappardelle (Bandnudeln)
1 Eßl. Rosinen
50 g rote Linsen (geschält und halbiert)
20 g eingelegte, getrocknete Tomaten
3 Trockenpflaumen

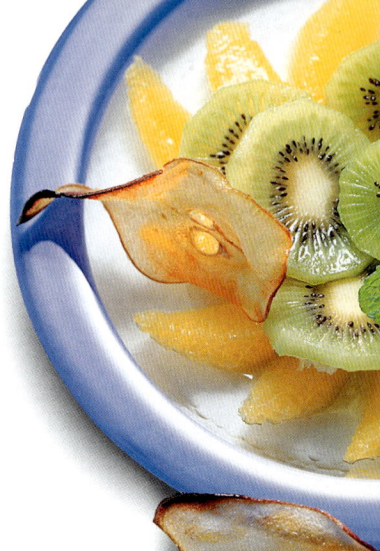

Und wieder haben Sie
die Wahl

Noch mehr Frühstücksideen

Auch in der zweiten Woche gilt: Frühstücken ganz nach persönlicher Vorliebe – mit 200 kcal pro Rezept. Wählen Sie einfach aus den Vorschlägen der ersten und zweiten Woche aus.

Fruchtiges Lachsschinkenbrot

2 kleine Scheiben Weizenvollkornbrot sehr dünn mit Butter bestreichen. Mit 2 Scheiben Lachsschinken und 1 Kiwi in Scheiben belegen.

Apfel-Vollkorn-Porridge

200 ml Wasser mit 1 Prise Salz zum Kochen bringen. 3 gehäufte Eßl. Vollkornhaferflocken in einem Mörser zerkleinern. Mit 1 kleinen, in Würfel geschnittenen Apfel ins Wasser geben. Aufkochen,

Fruchtig-Süßes für den Appetit zwischendurch: Obstsalat oder karamelisierte Birnenchips.

10 Minuten ausquellen lassen. Mit 1 Teel. Honig süßen.

Knäcke mit Frischkäse und Möhre

2 Scheiben Knäckebrot mit 2 gehäuften Eßl. körnigem Frischkäse (20 % F.i.Tr.) bestreichen. 1 kleine, feingeraspelte Möhre darauf verteilen. 1 Eßl. grobgehackte Kürbiskerne darüberstreuen. Mit Pfeffer würzen, mit Schnittlauch dekorieren.

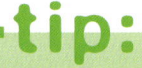

tip:

Apfelessig-Drink

Auch in der zweiten Woche täglich vor dem Frühstück:

200 ml Wasser mit 1-3 Eßl. naturtrübem Apfelessig und 1-2 Teel. Honig mischen.

Langsam und in kleinen Schlucken trinken.

Schnittlauchbrot

1 große Scheibe Bauernbrot dünn mit Butter bestreichen. 1 großes Bund Schnittlauch in feine Röllchen schneiden und auf das Brot streuen. Mit Salz und Pfeffer würzen.

Polenta mit Beeren

150 ml Wasser mit 1 Prise Salz zum Kochen bringen. 3 Eßl. Polenta (feiner Maisgrieß) einstreuen, unter Rühren in 10 Minutem zu Brei kochen. 80 g kleine Erdbeeren untermischen. 10 Minuten quellen lassen. Auf einen Teller geben, mit 1 Eßl. Honig beträufeln.

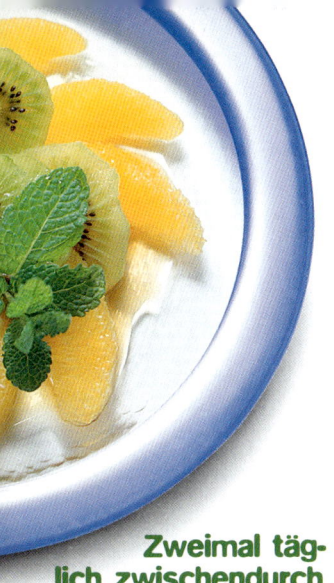

Zweimal täglich zwischendurch

Mit je 100 kcal keine Sünde: Pro Tag sind wieder zwei Zwischenmahlzeiten vorgesehen

Feiner Obstsalat

1 kleine Orange filetieren. 1 Kiwi in dünne Scheiben schneiden. Beides sternförmig auf einem Teller anordnen. 1 Teel. Honig mit 1 Teel. Apfelessig verrühren, über den Salat träufeln. Mit Minzeblättchen dekorieren.

Bananenshake

1 kleine Banane mit 100 ml Buttermilch pürieren. Mit Kakao bestäuben und mit Minze dekorieren.

Birnenchips

1 mittelgroße Birne längs in hauchdünne Scheiben schneiden, auf ein mit Backpapier ausgelegtes Blech legen. Mit 1 Teel. Puderzucker dünn bestäuben. Im auf 150 °C vorgeheizten Backofen trocknen, bis der Zucker karamelisiert ist und die Birnen goldbraun sind.

Tomaten-Möhren-Cocktail

250 ml Tomatensaft, 150 ml Möhrensaft und 1 Teel. Apfelessig mischen. Mit 1 Prise Salz, einigen Spritzern Worcester- und Tabascosauce sowie frisch gemahlenem schwarzem Pfeffer würzen.

Brödli mit Salsa

1 Tomate fein würfeln, mit 1 feingehackten Schalotte mischen. Mit Salz und Pfeffer abschmecken. Auf 2 Vollkorn-Brödli verteilen. Mit einigen Tropfen Olivenöl beträufeln.

Früchte der Saison

1 Birne (200 g) *oder*
3 Kiwis (à 60 g) *oder*
1 Grapefruit (300 g) *oder*
180 g Kirschen *oder*
1 Honigmelone (600 g)

info:

VIEL TRINKEN!

Denken Sie daran: Erst nach etwa 5 Diät-Tagen greift der Körper langsam auf seine Fettreserven zurück. Davor wird das Gewicht vor allem durch den Verlust von Wasser, das im Gewebe eingelagert ist, reduziert. Denn mit einer verringerten Nahrungsaufnahme wird dem Körper gleichzeitig weniger Salz zugeführt, das dieses Wasser an sich bindet. Sind die Fettreserven aber erstmal an der Reihe, müssen die vermehrt anfallenden Fettabbauprodukte mit reichlich Flüssigkeit über die Nieren ausgeschieden werden.

● Trinken Sie 2 bis 3 Liter pro Tag: ungesüßte Kräuter-, Früchte- und Gewürztees sowie Wasser.

Erster Tag

Mittags:
Pikant gefüllte Tomaten

2. In einer Pfanne 1$\frac{1}{2}$ Eßl. Butter zerlassen, die Schalotte darin glasig werden lassen. Oliven und gehackte Kräuter dazugeben, kurz andünsten. Mit Apfelessig ablöschen, Mandeln dazugeben, etwas abkühlen lassen.

3. Von den Tomaten einen kleinen Deckel abschneiden. Das Fruchtfleisch mit einem Teelöffel herauslösen. Die Tomatendeckel in kleine Würfel schneiden.

4. Die Kräuter-Mandel-Mischung mit dem Ricotta

ZUTATEN

- 30 g entsteinte, schwarze und grüne Oliven
- 1 Schalotte
- 2 Zweige Petersilie
- 2 Zweige Basilikum
- 2 Eßl. Butter
- 1 Eßl. Apfelessig
- 1 Eßl. gemahlene Mandeln
- 3 kleine Tomaten
- 30 g Ricotta (30 % F.i.Tr.)
- Salz
- frisch gemahlener schwarzer Pfeffer
- 1 Scheibe Pumpernickel

1. Oliven in kleine Würfel schneiden. Die Schalotte schälen und fein hacken. Die Kräuterblättchen von den Zweigen zupfen. 3 Basilikumblätter zur Seite legen, die anderen Kräuter fein hacken.

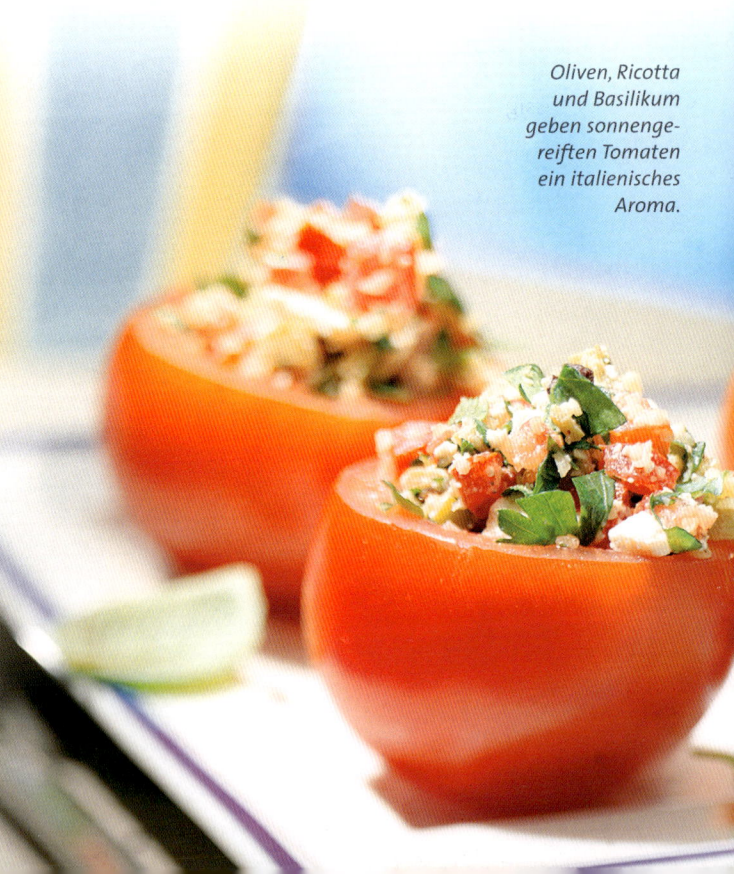

Oliven, Ricotta und Basilikum geben sonnengereiften Tomaten ein italienisches Aroma.

und den Tomatenwürfeln vermengen. Mit Salz und Pfeffer pikant abschmecken, in die Tomaten füllen.

5. Die gefüllten Tomaten mit den Basilikumblättchen garnieren. Das Pumpernickel mit 1/2 Eßl. Butter bestreichen, nach Belieben vierteln und aufeinanderlegen.

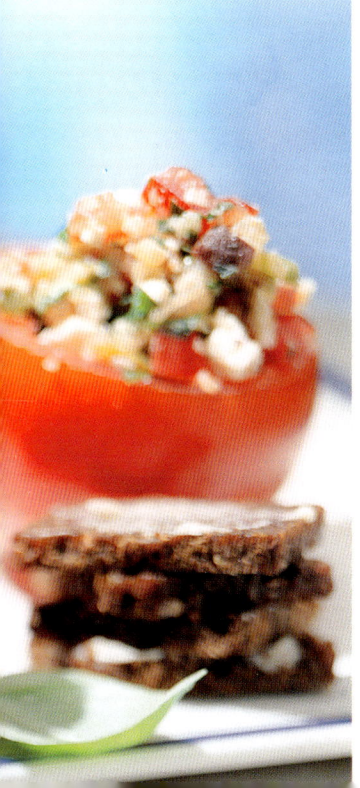

Abends: Pilzgratin mit Frühlingszwiebeln

ZUTATEN

150 g gemischte, frische Pilze (Seite 29)
1 Knoblauchzehe
1 Schalotte
1 Zweig Thymian
4 Frühlingszwiebeln
2 Eßl. Butter
Salz
frisch gemahlener weißer Pfeffer
1 Eigelb
50 g Ricotta (30 % F.i.Tr.)
2 Eßl. Milch (1,5 % Fett)
1 kleines Baguette-Brötchen

1. Die Pilze putzen und je nach Größe vierteln oder in Achtel schneiden. Knoblauch und Schalotte schälen und fein hacken. Thymianblättchen vom Zweig streifen.

2. Die Frühlingszwiebeln putzen, in etwa 5 cm lange Stücke schneiden. Den Backofen auf 200 °C vorheizen.

3. Die Butter zerlassen, Knoblauch und Schalotte darin glasig werden lassen. Pilze dazugeben und dünsten, bis die sich bildende Flüssigkeit verdampft ist. Frühlingszwiebeln dazugeben, kurz mitdünsten.

4. Pilze mit Thymian, Salz und Pfeffer abschmecken. Dann in eine kleine, gefettete feuerfeste Form füllen.

5. Eigelb, Ricotta und Milch verrühren, mit Pfeffer und Salz würzen. Gleichmäßig über die Pilze verteilen. Im Ofen in 10 bis 15 Minuten gratinieren. Das Brötchen im Ofen kurz knusprig backen.

tip:

»ESSIG-ÖL-LOTION«

Ein Geheimtip für strapazierte Hände:

● Mischen Sie Olivenöl und Apfelessig zu gleichen Teilen.

Wenn Sie rissige und spröde Hände damit einreiben, werden sie wieder schön glatt.

Zweiter Tag

Mittags:
Salat in Grün mit Senfschaum

ZUTATEN

50 g Prinzeßbohnen
50 g Brokkoli
1 kleine Zucchini
1 kleine Stange Sellerie
Salz
50 g Crème fraîche (20 % Fett)
1 Eßl. mittelscharfer Senf
1 Eßl. Apfelessig
1 Teel. Honig
frisch gemahlener weißer Pfeffer
1 Schalotte
20 g junger Blattspinat
2 dünne Scheiben Räucherlachs (60 g)

1. Das Gemüse waschen. Von den Bohnen die Enden abknipsen, quer halbieren. Den Brokkoli in sehr kleine Röschen teilen. Die Zucchini vom Stielansatz befreien, in 0,5 cm dicke Scheiben schneiden.

2. Den Sellerie putzen, die Fäden abziehen und in 5 cm lange, dünne Streifen schneiden. Salzwasser zum Kochen bringen.

3. Zuerst die Bohnen in das Wasser geben und 3 Minuten garen. Dann den Brokkoli, die Zucchini und den Sellerie mit ins Wasser geben und alles weitere 7 Minuten mitgaren.

4. Das Gemüse aus dem Wasser heben, in einem Sieb sofort eiskalt abschrecken und gut abtropfen lassen.

5. Crème fraîche, Senf, Apfelessig und Honig leicht schaumig schlagen. Mit Salz und Pfeffer abschmecken. Die Schalotte schälen und in feine Ringe schneiden.

6. Blattspinat waschen, putzen, einen Teller damit auslegen. Das gegarte Gemüse darauf verteilen. Den Lachs in mundgerechte Stücke schneiden und über den Salat geben. Die Schalottenringe darüber streuen. Alles mit dem Senfschaum überziehen.

Variante

Statt Spinat können Sie auch einen Blattsalat Ihrer Wahl verwenden.

tip:

LEICHT GEHT'S ...

Jezt haben Sie schon einige Pfunde verloren – der Bauch wird flacher, Bewegung fällt leichter. A propos: Viel Bewegung während und auch nach der Diät ist wichtig, um auf natürliche Weise das Wunschgewicht zu erreichen und zu halten.

Köstlich mit asiatischem Touch: kleine Kalbsspießchen auf einem Bett aus Mango.

Abends:
Kalbssaté mit Erdnußsauce

ZUTATEN

1 Kalbsschnitzel (150 g)
1 Knoblauchzehe
1 Eßl. Olivenöl
1 Prise gemahlener Zimt
3 Teel. Apfelessig
2 Teel. Honig
1 Prise Cayennepfeffer
1 Eßl. Erdnußcreme »crunchy«
60 ml Kokosmilch
2 Messerspitzen Curry-pulver
Salz
1/2 kleine Mango
Außerdem: 2 Schaschlik-spieße aus Holz

1. Holzspieße zum Quellen in kaltes Wasser legen. Das Fleisch in etwa 1 cm breite und 7 bis 8 cm lange Streifen schneiden.

2. Den Knoblauch schälen, mit einem breiten Messer flach drücken und fein hak-ken. Mit Olivenöl, Zimt, 2 Teel. Apfelessig, 1 Teel. Honig und Cayennepfeffer verrühren.

3. Fleisch zickzackförmig auf die Holzspieße stecken und in eine flache Form legen. Die Marinade gleich-mäßig über dem Fleisch verteilen, 10 bis 15 Minuten marinieren lassen.

4. Die Erdnußcreme mit der Kokosmilch in einem Topf unter Rühren cremig einkochen. Mit Curry, Salz sowie 1 Teel. Apfelessig und 1 Teel. Honig abschmecken. Die Mango schälen, das Fleisch in dünnen Spalten vom Stein schneiden.

5. Spieße aus der Marinade nehmen, diese leicht abstrei-fen. Fleischspieße von jeder Seite etwa 2 Minuten in der Pfanne braten. Die Marinade und die Mango in die Pfanne geben und kurz erwärmen.

6. Die Mango auf einen Teller geben, Spieße darüber legen. Mit der Sauce überziehen.

Einkaufs-Tip

Erdnußcreme und Kokos-milch können Sie im Asien-shop oder in der Fachab-teilung von Supermärkten bekommen. Sollte Kokos-milch einmal nicht vorrätig sein, ersetzen Sie sie ein-fach durch normale Milch (1,5 % Fett).

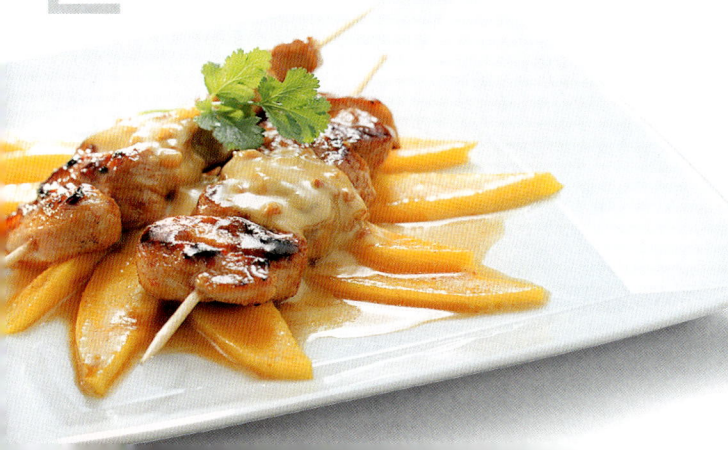

Dritter Tag

Mittags: Zucchini-Apfel-Carpaccio

ZUTATEN

1 kleine Zucchini
1 kleiner, roter Apfel
1 kleiner, runder Ziegen-
frischkäse (60 % F.i.Tr.)
2 Eßl. Apfelessig
1 Eßl. naturtrüber Apfelsaft
2 Eßl. Olivenöl
1 Teel. Honig
Salz
½ Teel. rote Pfefferkörner

1. Die Zucchini waschen, vom Stielansatz befreien und in hauchdünne Scheiben schneiden. Den Apfel waschen, vierteln, entkernen und ungeschält ebenfalls in sehr dünne Scheiben schneiden. Zucchini- und Apfel-scheiben abwechselnd auf einem Teller auslegen.

3. Den Ziegenkäse entweder im Ganzen in die Mitte des Carpaccio setzen oder in kleine Tortenstücke oder Würfel schneiden und über dem Carpaccio verteilen.

4. Aus Apfelessig, Apfelsaft, Olivenöl und Honig eine Vinaigrette rühren, mit Salz würzen. Die Pfefferkörner in einem Mörser grob zerstoßen und dazugeben. Die Vinai-grette über den Ziegenkäse und das Carpaccio träufeln.

Varianten

● Besonders fein schmeckt das Carpaccio, wenn Sie die Vinaigrette statt mit Olivenöl mit Walnußöl zubereiten.
● Haben Sie etwas mehr Zeit, geben Sie den Käse in eine Pfanne und erwärmen ihn von beiden Seiten. Setzen Sie ihn dann erst auf das Carpaccio.

Ein vegetarisches Carpaccio, das sich mit jedem anderen messen kann.

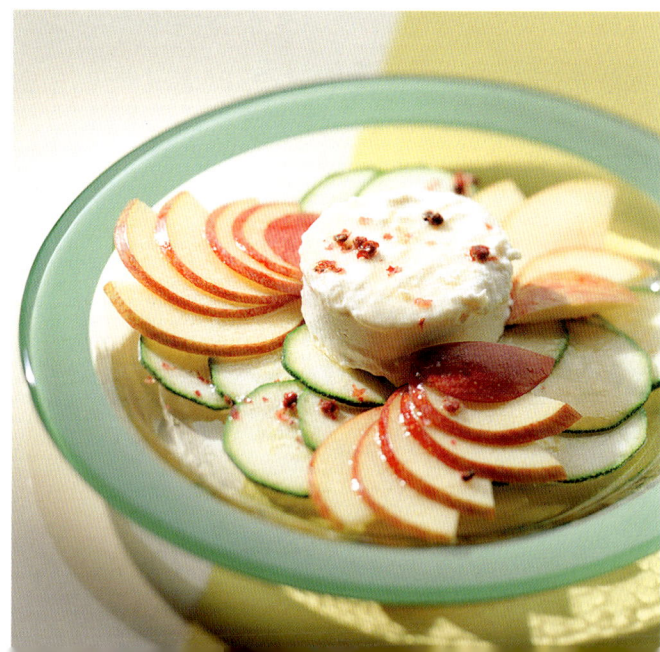

Abends:
Fischfilet süß-sauer auf Blattspinat

ZUTATEN

1 kleiner roter, säuerlicher Apfel
1 Schalotte
100 g junger Blattspinat
2 Eßl. Butter
½ Zimtstange
1 Eßl. Rosinen
3 Eßl. Apfelessig
3 Eßl. naturtrüber Apfelsaft
150 g Kabeljaufilet
Salz
frisch gemahlener schwarzer Pfeffer
frisch geriebene Muskat-nuß

1. Den Apfel waschen, vier-teln, entkernen und unge-schält in etwa 0,5 cm dicke Scheiben schneiden. Die Schalotte schälen und fein hacken. Den Spinat waschen und gut abtropfen lassen.

2. Die Butter in einer Pfan-ne zerlassen. Die Schalotte darin glasig werden lassen.

Apfelscheiben, Zimtstange und Rosinen dazugeben, kurz andünsten. Mit Apfel-essig und Apfelsaft ablö-schen, dann etwa 5 Minuten bei schwacher Hitze dünsten.

3. Inzwischen das Fischfilet von Gräten befreien und in mundgerechte Stücke teilen. Mit Salz und Pfeffer würzen.

4. Spinat zum Apfel in die Pfanne geben, mit Muskat würzen und kurz andünsten. Fischfilet dazugeben und vorsichtig untermischen. Zugedeckt in weiteren 3 bis 5 Minuten fertiggaren. Vor dem Servieren die Zimt-stange entfernen.

Varianten

● Statt frischem Blattspinat können Sie 100 g tiefgekühl-ten nehmen (auftauen!).
● Versuchen Sie einmal diese Version: Die Hälfte der Apfel-scheiben auf einem mit 1 Eßl. Butter gefetteten feuerfesten Teller ausbreiten. Die Scha-lotte, die Hälfte des Spinats und der Rosinen darüber

tip:

KUR FÜR DIE HAUT

Apfelessig hilft mit zahlrei-chen Vitaminen und Mine-ralstoffen, die Haut zu rege-nerieren und stabilisieren:

● 1 Eßl. Apfelessig und 1 Glas Wasser mischen, mit einem Schwamm oder Massage-handschuh mit kreisenden Bewegungen einreiben. Der Säureschutzmantel der Haut wird erneuert, sie wirkt wun-derbar straff und rosig.

● Eine wohltuende Maske fürs Gesicht: 1 Eigelb, 3 Eßl. Sahnejoghurt, 1 Teel. Honig und 1 Teel. Apfelessig cremig rühren. Gut in die Gesichts-haut einmassieren, über Nacht einwirken lassen.

streuen. Das Fischfilet darauf legen, mit Apfelessig und Apfelsaft beträufeln. Mit Salz, Pfeffer, Muskat und gemahle-nem Zimt würzen. Die rest-lichen Spinatblätter, Rosinen und Apfelscheiben darüber legen. 1 Eßl. Butter in Flöck-chen darauf verteilen. Im auf 180 °C vorgeheizten Ofen etwa 15 Minuten garen.

Vierter Tag

Mittags:
Linsensalat
mit Putenbrust

ZUTATEN

50 g rote Linsen (geschält und halbiert)

100 ml Gemüsebrühe

1 Zweig Thymian

1 Schalotte

8 Himbeeren, Brombeeren oder kleine Erdbeeren

1 Handvoll Rucola

1 Handvoll Linsensprossen (oder andere Sprossen)

4 Eßl. Apfelessig

1 Eßl. mittelscharfer Senf

2 Eßl. Olivenöl

Salz

frisch gemahlener schwarzer Pfeffer

2 dünne Scheiben geräucherte Putenbrust

1. Die Linsen in der Brühe mit dem Thymianzweig bei schwacher Hitze in 10 Minuten bißfest kochen. Die Brühe soll dabei fast ganz aufgesogen werden.

2. Inzwischen die Schalotte schälen und längs in feine Streifen schneiden. Die Beeren verlesen, den Rucola waschen. Einen Teller mit den Salatblättern auslegen.

3. Schalotte, Sprossen und Beeren zu den Linsen geben, kurz erwärmen. Apfelessig mit Senf und Öl verrühren, vorsichtig untermischen. Thymianzweig entfernen.

4. Linsen mit Salz und Pfeffer würzen. Lauwarm oder kalt auf dem Salat verteilen. Putenbrustscheiben aufrollen und in den Salat setzen.

Variante

Machen Sie die Diät zu einer Jahreszeit, in der es keine frischen Beeren gibt, bereiten Sie den Salat mit 1/2 Birne oder Apfel zu: Schälen, entkernen und in 1 cm große Würfel schneiden. Wie die Beeren zu den Linsen geben und kurz erwärmen.

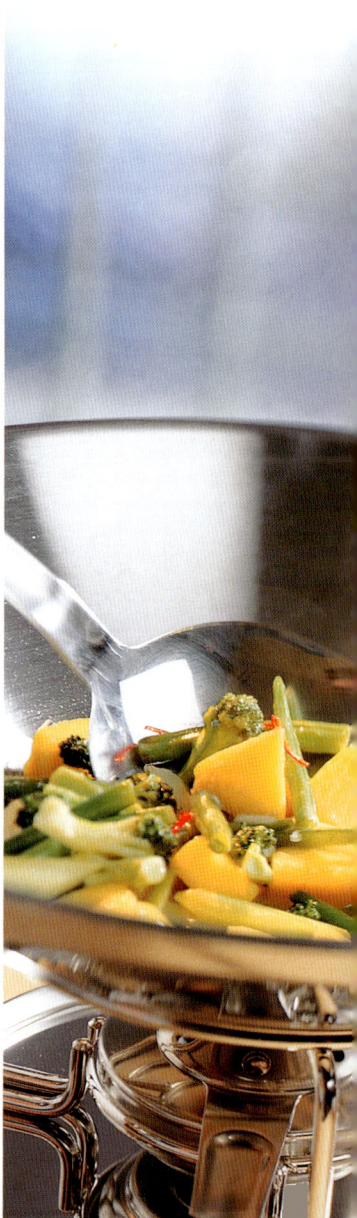

Abends: Fruchtiges Wok-Gemüse

ZUTATEN

50 g Duftreis
50 g Prinzeßbohnen
50 g Brokkoli
1 kleine Stange Sellerie
1/2 kleine Mango
1 rote Chilischote
1 Eßl. kaltgepreßtes Sonnenblumenöl
1 Knoblauchzehe
1 Eßl. Apfelessig
100 ml Kokosmilch
1 Eßl. Honig
Salz
1 Zweig Basilikum

1. Den Reis gründlich waschen, in einen Topf geben. Mit soviel Wasser aufgießen, daß etwa 1 cm über dem Reis steht. Zum Kochen bringen, dann bei sehr schwacher Hitze im geschlossenen Topf etwa 15 Minuten garen.

Buntes Obst und Gemüse, im Wok kurz gebraten – und dazu gibt's feinen Duftreis.

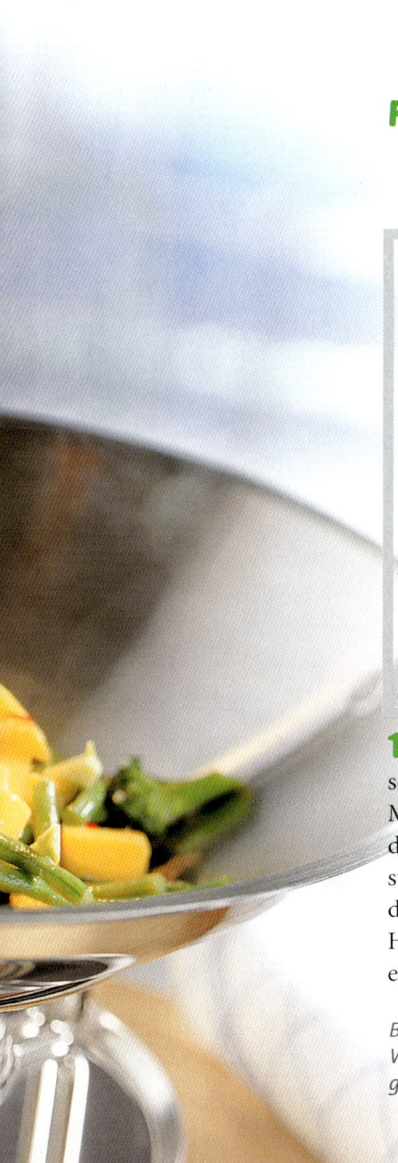

2. Das Gemüse waschen. Die Enden der Bohnen abknipsen, quer halbieren. Brokkoli in kleine Röschen teilen. Den Sellerie putzen, längs halbieren und in 3 cm lange Stücke schneiden. Die Mango schälen, das Fleisch in 2 cm großen Stücken vom Stein schneiden.

3. Chili von Stielansatz und Samensträngen befreien, in sehr feine Streifen schneiden. Das Öl in einem Wok oder einer Pfanne erhitzen. Die Chili darin kurz anbraten.

4. Gemüse dazugeben und unter ständigem Rühren bei starker Hitze 2–3 Minuten braten, dann die Hitze reduzieren. Knoblauch schälen, fein hacken und dazugeben.

5. Essig, Kokosmilch und Honig unterrühren, salzen. Unter Rühren 5 Minuten garen. Die Mango dazugeben und kurz erwärmen.

6. Basilikumblättchen vom Zweig zupfen, grob zerteilen und dazugeben. Das Gemüse mit dem Reis servieren.

Fünfter Tag

Mittags: Thunfisch-Sandwich

ZUTATEN

1 Ei
1 kleine Tomate
1 Schalotte
1 Dose Thunfisch naturell (150 g)
2 Eßl. Apfelessig
Salz
frisch gemahlener schwarzer Pfeffer
2 mittelgroße Salatblätter
2 große Scheiben Vollkorntoastbrot (etwa 11 x 11 cm)
Außerdem: 1 Schaschlikspieß aus Holz

1. Das Ei in etwa 12 Minuten hart kochen (Seite 18). In eiskaltem Wasser abschrecken. Die Tomate waschen, in dünne Scheiben schneiden. Die Schalotte schälen und in feine Ringe schneiden.

2. Den Thunfisch abtropfen lassen. Mit Hilfe einer Gabel gut zerdrücken, den Apfelessig unterrühren, mit Salz und Pfeffer abschmecken.

3. Die Salatblätter grob zerpflücken, die Toastscheiben entrinden. Das Ei schälen und mit dem Eierschneider in Scheiben teilen.

5. Eine Toastbrotscheibe dick mit dem Thunfisch, dem Salat, den Eier- und Tomatenscheiben sowie den Schalottenringen belegen.

6. Die zweite Toastbrotscheibe darauf setzen, gut andrücken und den Holzspieß durch beide Brotscheiben stecken. Das Sandwich nach Belieben noch diagonal halbieren.

info:

WARUM KONSERVIERT ESSIG EIGENTLICH?

Ursache ist die Essigsäure (es müssen mindestens 5 % enthalten sein), die den Fäulnisbakterien die Vermehrung erschwert oder sie ganz absterben läßt. Apfelessig enthält außerdem Tannin und Propionsäure, die ebenfalls konservieren.

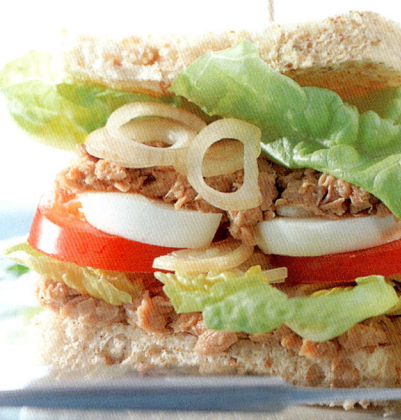

Ungeröstetes Toastbrot dick belegt und diagonal geschnitten – ganz die englische Art.

Abends:
Lauchrouladen mit Kräuterquark

ZUTATEN

Salz
1 mittelgroße Stange Lauch
1 große Möhre
1 sehr große mehlig-kochende Kartoffel
frisch gemahlener weißer Pfeffer
2 Zweige Basilikum
2 Zweige Petersilie
100 g Magerquark
1 Eßl. Apfelessig
1 Eßl. Butter
Außerdem: 4 Schaschlik-spieße aus Holz

1. Salzwasser zum Kochen bringen. Vom Lauch die Wurzel und das obere grüne Ende großzügig abschneiden.

2. Lauch längs bis zur Mitte hin einschneiden, die Blätter ablösen. Äußerstes entfernen, die anderen gut waschen. 4 schöne Blätter im Salzwasser blanchieren, abschrecken.

3. Die Möhre schälen, mit dem Sparschäler längs dünne Streifen abziehen. Die Kartoffel schälen und in sehr dünne Scheiben schneiden. Beides im Salzwasser bißfest garen, kurz abschrecken.

4. Blanchierte Lauchblätter ausbreiten, mit Möhrenstreifen und Kartoffelscheiben belegen. Mit Salz und Pfeffer würzen. Von der Schmalseite her aufrollen und mit Holzstäbchen feststecken.

5. In eine Pfanne mit Deckel etwa 1/8 l des Blanchierwassers geben. Lauchrouladen hineinsetzen und in der geschlossenen Pfanne in 10 bis 15 Minuten gar dünsten.

6. Die Blätter der Kräuter von den Zweigen zupfen, mit dem restlichen Lauch fein hacken. Kräuter, Lauch, Quark und Essig vermengen. Den Quark mit Salz und Pfeffer würzig abschmecken.

7. Kurz vor dem Servieren die Butter in kleinen Flöcken auf die Lauchrouladen setzen und schmelzen lassen.

tip:

ESSIG MACHT STARK

● Wenn Sie empfindlich auf Wetterumschwünge reagieren und oftmals von Grippe geplagt werden: Über einen längeren Zeitraum eingenommen, stärkt der Essig die Abwehrkräfte des Körpers und wirkt so vorbeugend.

● Auch bei Schlafstörungen kann Apfelessig helfen: Zusammen mit Honig hat er eine beruhigende Wirkung. Bereiten Sie den Apfelessig-Drink warm zu, und trinken Sie ihn kurz vor dem Schlafengehen. Stellen Sie ein weiteres Glas bereit, falls Sie nachts aufwachen.

Sechster Tag

Mittags:
Gebeizte Auberginentaler

ZUTATEN

1 kleine Aubergine
Salz
20 g eingelegte, getrocknete Tomaten
1 Mozzarella (100 g)
3 Zweige Basilikum
1 Eßl. Apfelessig
3 Eßl. Apfelsaft
1 Eßl. Olivenöl
frisch gemahlener schwarzer Pfeffer

1. Die Aubergine waschen und quer in 5 mm dicke Scheiben schneiden. Salzen, kurz ziehen lassen. Die Tomaten trockentupfen, fein hacken. Den Mozzarella in dünne Scheiben schneiden, die Basilikumblättchen von den Zweigen zupfen.

2. Die Auberginenscheiben mit Küchenpapier trockentupfen. In einer Grillpfanne ohne Fett von beiden Seiten bei starker Hitze bräunen, aus der Pfanne nehmen und abkühlen lassen.

3. Die Hälfte der Auberginenscheiben mit Mozzarella, Tomaten und der Hälfte der Basilikumblättchen belegen. Restliche Auberginenscheiben darauf legen, andrücken.

4. In der Pfanne Apfelessig, Apfelsaft und Olivenöl kurz erhitzen. Mit Salz und Pfeffer würzen, die Pfanne vom Herd ziehen. Restliches Basilikum in feine Streifen schneiden und unter die Beize mischen.

5. Die Auberginentaler in die Pfanne setzen und kurz ziehen lassen, bis der Mozzarella leicht zerlaufen ist, dabei vorsichtig wenden. Die Taler lauwarm genießen oder in der Beize marinieren lassen, bis sie vollkommen erkaltet sind.

tip:

SCHÖNHEIT FÜRS HAAR

● Das verleiht Ihrem Haar Glanz, Spannkraft und Festigkeit: 200 ml sehr heißes, destilliertes Wasser mit 1 Eßl. Apfelessig und 1 Teel. Honig verrühren. Die Mischung in eine Sprühflasche füllen und statt eines Festigers auf das gewaschene, angetrocknete Haar sprühen, einkneten. Regelmäßig angewendet, soll es auch gegen frühzeitiges Ergrauen helfen.

● Gut für Haar und Kopfhaut: erwärmten Apfelessig auftragen und unter einem Handtuch 1 Stunde einwirken lassen. Dann mit einem milden Shampoo waschen.

Variante

Eingelegte, getrocknete Tomaten gibt es mittlerweile in fast jedem Supermarkt – offen an einer Extra-Theke oder im Glas in der Feinkostabteilung. Sollten Sie sie nicht bekommen, bereiten Sie die Taler statt dessen mit 2 frischen, in dünne Scheiben geschnittenen Tomaten zu.

Abends: Pappardelle mit Mandelsauce

ZUTATEN

Salz
1 Knoblauchzehe
50 g geschälte Mandeln
1 Eßl. Olivenöl
20 g Ricotta (30 % F.i.Tr.)
3 Zweige Petersilie
3 Zweige Basilikum
frisch gemahlener
schwarzer Pfeffer
60 g Pappardelle (Band-
nudeln)

1. Reichlich Salzwasser in einem großen Topf zum Kochen bringen. Den Knoblauch schälen und mit den Mandeln fein hacken. Beides mit dem Olivenöl und dem Ricotta mischen.

2. Die Petersilien- und Basilikumblättchen von den Zweigen zupfen, fein hacken. Die Kräuter gründlich unter die Mandelmasse mischen. Mit Salz und Pfeffer würzig abschmecken.

3. Die Nudeln nach Packungsanweisung in dem kochenden Salzwasser bißfest garen.

4. Die Mandel-Kräuter-Masse mit etwa 3 bis 5 Eßl. Nudelwasser zu einer cremigen, nicht zu flüssigen Sauce verrühren. Nochmals mit Salz und Pfeffer abschmekken. Die Nudeln abgießen und sofort mit der Sauce vermischen.

Variante

Das feine Aroma von Ricotta, ein italienischer Molkeneiweißkäse, ist schwer zu ersetzen. Sollten Sie ihn nicht bekommen, verwenden Sie statt dessen herkömmlichen Frischkäse oder eine Frischkäsezubereitung. Der Fettgehalt von 30 % darf allerdings nicht überschritten werden.

Der nussige Geschmack und das Aroma der Kräuter umhüllen die Pasta aufs feinste.

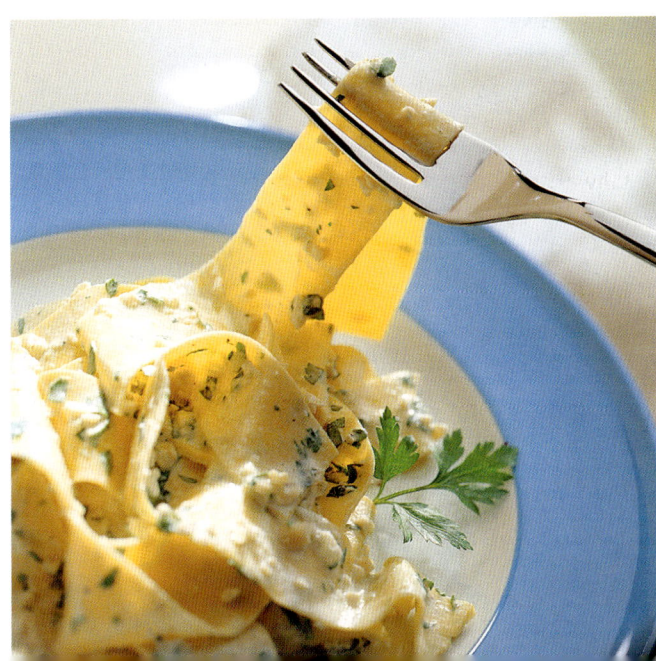

Siebter Tag

Mittags:
Spanisches Omelett

ZUTATEN

1 kleine, gelbe Paprika-
schote

1 kleine Tomate

30 g entsteinte, schwarze
oder grüne Oliven

2 Schalotten

2 Zweige Petersilie

1 kleines Bund Schnitt-
lauch

2 Eßl. Olivenöl

1 Ei

3 Eßl. Milch (1,5 % Fett)

Salz

frisch gemahlener
schwarzer Pfeffer

1. Das Gemüse waschen.
Die Paprikaschote putzen
und in 2 cm große Stücke
schneiden, die Tomate
achteln. Die Oliven halbieren
oder vierteln.

2. Die Schalotten schälen
und in Ringe schneiden.
Petersilienblättchen von den
Zweigen zupfen, grob hak-
ken. Schnittlauch in 3 cm
lange Röllchen schneiden.

3. Olivenöl in einer nicht zu
großen, beschichteten Pfanne
erhitzen. Schalotten dazugeben, glasig werden lassen.
Paprika und Oliven in der
Pfanne andünsten.

4. Die Tomaten untermi-
schen und kurz mitdünsten.
Zum Schluß Petersilie und
Schnittlauch unterrühren.

5. Ei und Milch verschla-
gen, mit Salz und Pfeffer
würzen. Die Eiermilch über
das Gemüse gießen. Das
Omelett bei schwacher Hitze
stocken lassen, bis die untere
Seite goldbraun ist.

6. Omelett entweder aus
der Pfanne auf einen Teller
gleiten lassen und heiß servieren. Oder das Omelett
abkühlen lassen, in Rechtecke
schneiden und als Häppchen
verzehren.

Abends:
Gefüllte Putenbrust mit Gemüse

ZUTATEN

150 g Putenbrustfilet
(1 cm dick)

Salz

frisch gemahlener
schwarzer Pfeffer

3 Trockenpflaumen

1 Zweig Basilikum

1 dünne Scheibe Blau-
schimmelkäse

1 Eßl. Olivenöl

1 große Möhre

6 Schalotten

2 Eßl. Sherry

2 Eßl. Apfelessig

50 ml Gemüsebrühe

Außerdem: 2 Schaschlik-
spieße aus Holz

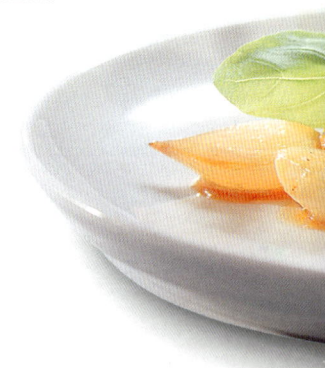

1. Das Putenbrustfilet beidseitig mit Salz und Pfeffer einreiben. Die Trockenpflaumen vierteln, die Basilikumblättchen vom Zweig zupfen.

2. Die Hälfte des Filets mit dem Käse, den Pflaumen und dem Basilikum belegen. Die unbelegte Hälfte über die Füllung klappen, mit den Holzspießen feststecken (zu lange Spieße kürzen).

3. Das Olivenöl erhitzen und das Filet darin rundherum in 5 Minuten anbraten. Inzwischen die Möhre

Einfach unwiderstehlich: Putenbrust mit Blauschimmelkäse und Trockenpflaumen gefüllt.

schälen und in dünne Scheiben schneiden. Schalotten schälen, größere halbieren oder vierteln.

4. Dann das Gemüse zum Fleisch in der Pfanne geben, kurz andünsten. Mit Sherry, Apfelessig und der Brühe ablöschen. Gemüse und Fleisch in weiteren 10 Minuten bei schwacher Hitze fertig garen. Mit Salz und Pfeffer würzen.

Garzeit

Sollte Ihr Putenbrustfilet etwas dicker sein, verlängert sich das Anbraten um einige Minuten.

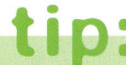

tip:

UND WIE GEHT'S JETZT WEITER?

Hosenbund und Spiegel zeigen's ganz deutlich: Etliche Pfunde sind dahingeschmolzen. Das Wunschgewicht zu halten oder sogar noch etwas mehr abzunehmen, ist jetzt das Ziel.

● Lassen Sie es sich auch zukünftig schmecken – 5mal am Tag. Ab und zu ein Gläschen Wein darf ruhig sein. Wichtig ist nur: Abwechslungsreich, köstlich und (etwas) kalorienreduziert soll's auch in Zukunft bleiben. Sinnvoll: hin und wieder mal 2 bis 3 Diättage mit Ihren Lieblingsrezepten aus diesem Buch einlegen.

● Steigen Sie keinesfalls jeden Tag auf die Waage. Wenn Sie einmal pro Woche Ihr Gewicht kontrollieren, reicht das vollkommen aus. Gewicht schwankt naturgemäß – Sie würden sich sonst nur verrückt machen.

● Und: Bewegen Sie sich! Das verbraucht Kalorien, macht fit und gibt ein gutes Körpergefühl.

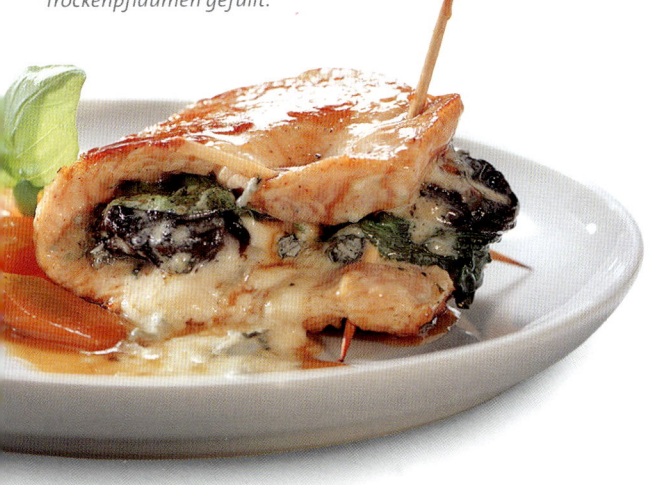

Gesucht – Gefunden

Hilfreiche Adressen

Wenn Sie mehr über Apfelessig, Diät und gesunde Ernährung wissen wollen:

Deutsche Gesellschaft für Ernährung e. V. (DGE)
Im Vogelsang 40
60488 Frankfurt/Main

Bundeszentrale für gesundheitliche Aufklärung
Ostmeerstraße 220
51109 Köln

Verband für unabhängige Gesundheitsberatung Deutschland e. V.
Keplerstraße 1
35390 Gießen

Institut für Ernährungswissenschaft der Justus-Liebig-Universität Gießen
Fachgebiet Ernährungsberatung und Verbraucherverhalten
Goethestraße 55
35390 Gießen

Insitut für Ernährungswissenschaft der Technischen Universität München
85384 Weihenstefan

Auswertungs- und Informationsdienst für Ernährung, Landwirtschaft und Forsten e. V.
Konstantinstraße 124
53179 Bonn

Buchtips

Mehr über Apfelessig

Angerstein, Joachim H.: Die Essig-Hausapotheke; Weltbild Verlag, Augsburg

Hellmiß, Margot: Apfelessig für Küche, Haushalt und Schönheitspflege; W. Ludwig Buchverlag, München

Hellmiß, Margot: Natürlich heilen mit Apfelessig; Südwest Verlag, München

Hellmiß, Margot: Das große Praxisbuch Apfelessig; Südwest Verlag, München

Hirschsteiner, Tanja: Von Apfelessig bis Weißdorn. Die besten Haus- und Naturheilmittel; Gräfe und Unzer Verlag, München

Küllenberg, Bernd: Apfelessig & Co. Heilkräfte aus der Natur; Gräfe und Unzer Verlag, München

Diät & Co.

Airainer, Maria C. / Aign, Waltraute: GU Kompaß Abnehmen; Gräfe und Unzer Verlag, München

Bachmann, Robert M.: Abnehmen mit Säure-Basen-Diät; Gräfe und Unzer Verlag, München

Bohlmann, Friedrich: Schlank und fit ohne Diät; Gräfe und Unzer Verlag, München

Flade, Sigrid: Übergewicht natürlich behandeln; Gräfe und Unzer Verlag, München

Fühl dich gut! Mehr Energie, Balance, Harmonie – die zehn besten Methoden für Körper & Seele; Gräfe und Unzer Verlag, München

GU Drehscheibe Kalorien und Fette; Gräfe und Unzer Verlag, München

Hamm, Michael: Schlank und gesund ohne Diät; Mosaik Verlag München

Klevers GU Kompaß Kalorien; Gräfe und Unzer Verlag, München

Lackinger-Karger, Ingeborg: Frau & Gesundheit; Gräfe und Unzer Verlag, München

Rezept- und Sachregister

Die Autorin

Christina Kempe befaßt sich seit vielen Jahren mit dem Thema Kochen und Ernährung. Grundlage für ihr profundes Wissen ist ein einschlägiges Studium sowie ihre praktische Arbeit in Verlagen, Fotostudios und einer Food-Agentur. Sie arbeitet als freie Autorin und Redakteurin sowie als Foodstylistin in München. Es sind bereits mehrere Kochbücher von ihr erschienen.

Wichtiger Hinweis

Die Ratschläge des vorliegenden Buches wurden sorgfältig recherchiert und haben sich in der Praxis bewährt. Jede(r) Leser(in) ist aufgefordert, selbst zu entscheiden, ob und inwieweit er/sie Apfelessig einnehmen und die vorgeschlagene Diät durchführen will. Autorin und Verlag übernehmen keine Haftung und können auch eine bestimmte Gewichtsabnahme nicht garantieren, da jeder Mensch auf Apfelessig und auf Diäten individuell reagiert.

Bildnachweis

Fotos: Tom Roch
Foodstyling: Christina Kempe

Weitere Fotos:
Jahreszeiten Verlag/Esther Haase: Titelfoto;
TCL/Bavaria S. 4;
Rainer Schmitz S. 5;
Stockfood Eising S. 8

Impressum

© 1999 Gräfe und Unzer Verlag GmbH, München
Alle Rechte vorbehalten, Nachdruck, auch auszugsweise, sowie Verbreitung durch Film, Funk und Fernsehen, durch fotomechanische Wiedergabe, Tonträger und Datenverarbeitungssysteme jeder Art nur mit schriftlicher Genehmigung des Verlages.

Projektleitung:
Angela Hermann-Heene
Redaktion und Gestaltung (DTP):
Felicitas Holdau
Umschlag- und Innenlayout:
Heinz Kraxenberger
Herstellung:
Susanne Mühldorfer
Lithos: Repro Schmidt, Dornbirn
Druck und Bindung: Alcione, Trento

ISBN 3-7742-2950-3

Auflage	5.	4.	3.	2.	1.
Jahr	03	02	01	00	99